1万人の脳を見た名医が教える
すごい左利き

「選ばれた才能」を120％活かす方法

加藤俊徳
医学博士／「脳の学校」代表

ダイヤモンド社

はじめに――私は左利きだったから世界で最初の「脳内科医」になった

私は生まれつきの左利きです。

左利きの割合は、全体のおよそ10％と言われています。

何十年も脳の研究をしてきた今だからこそ「**左利きは10人に1人のすごい存在**」だと自信をもって言えますが、幼い頃から「自分はまわりの人とは何か違うな」と感じていました。

「右手を他の子のように動かせない」と気づいたのは、3歳のときです。

親戚の法事に祖母と行くと、「この子、左利きなんだね」と言われて、集団で食事をするときにも、「この子、左利き」がお決まり文句でした。

いつの間にか、みんなで食事の時間は、端のほうに行って、食べている姿が見えないようにしていました。

今さらながらに自己分析をすると、私が無意識に周囲の環境を体感できたり、かなり距離が離れていても相手の様子を感じ取ったりできるのは、この頃の記憶と左利きによる習慣の影響を受けていると考えています。

研ぎ澄まされた両手の感覚を持つ

なんとか、右手がうまく使えるようにならないか。

子どもなりに知恵を絞り、私はまだ字が書けない4歳のときから親に頼んで、右手で毛筆と硬筆の両方を習う書道教室に通い始めました。

練習中に一番苦労したのは、指先への力加減でした。

文字の形はお手本を見れば何とか書けるようになるのですが、右手の指先の力加減は、先生の手を観察したからといって、そう簡単に同じようにはできなかったのです。

まして、筆と鉛筆では、文字の止め、はねの力加減が大きく異なります。

そのため、右手の指先の力加減を意識するだけでなく、利き手の左手の感覚も細かく意識するようになりました。

そして、このような両手を意識する習慣のためか、右手で作業を行った場合と、左手で行った場合では、自分の気持ちまで大きく違うことに気づきました。

左手を使うときは俊敏で大胆になり、右手では慎重で丁寧になるので、中学時代、絵を書くときは、右手と左手を使い分けるなど、両手の感覚が研ぎ澄まされていきました。

瞬時にその状況の核心を把握する

文章を声に出して読むときに頻繁につっかえてしまう「音読障害」だった私は、小学校の授業になかなかついていけず、2年生のときの通知表は、5段階評価で「2」と「3」ばかり。

そこで、「勉強ができないなら、新潟県のスポーツで1番になろう！」と考え、熱心に体を鍛える自主トレーニングを始めました。

そして、中学校ではバスケットボール部ながら、見様見真似の自主トレだけで、柔道で大人を投げ飛ばし初段で黒帯を獲得、地域の大会でも入賞しました。

スポーツは、目で観察するだけで、その動きを習得するスピードが極端に速くなっていきました。**目で動きのポイントを見つけたり、記憶してカラダで応用する能力が身についていた**のです。

中学3年の夏、陸上競技の新潟県大会を目前にし、スタートダッシュの練習をしていたときのことです。

前かがみになったときに、「頭が重い」と感じた私は、「**カラダの動きは脳が指令を出しているのでは**」とひらめきました。

その瞬間、「カラダは鍛えてきたけれど、脳は鍛えていなかった」ことに大きなショックを受けたのを覚えています。

そしてこのとき、「なぜ、みんなのように右手が上手に使えないのだろう?」「まわりの人と違うかも」と幼い頃から感じ続けてきた疑問を解消するには、脳を学ぶしかないと確信したのです。

大会では、砲丸投げで1位になることができましたが、表彰台に立っている間にも、私はすでに未来のことで頭がいっぱいでした。

「次は、医学部に入って脳だ」と、自分に誓いをたてていたのです。

この意志は、高校3年生の卒業間際の進路指導で、「今すぐ、国立大学の体育学部に推薦できる」と言われても揺らぐことがありませんでした。

脳科学的に「すごい」左利き

スポーツで身につけた習得の速さは、医師となり、独学の速さに引き継がれていきました。小児科医となり2年目で最初に書いた英語論文は放射線学のトップジャーナル「Radiology」に掲載されました。

学生時代に苦手だった英語を卒後2年で克服したのです。大人になっても苦手が克服できる英語の学び方は、『脳科学的に正しい英語学習法』(KADOKAWA)として出版しています。

医師2年目に勤務した病院には、世界で数台目のＭＲＩ装置がありました。ＭＲＩ（Magnetic Resonance Imaging）とは、強い磁石を用いて体内の様子を多面的に撮影できる医療機器です。

小児内科医になったことで、患者さんのＭＲＩを撮りながら診療する機会を得た私は、目で見る脳の状態と人間の成長の関係や、これまでの医学書にはまったく書かれていない事実を画像で見て、寝食を忘れて夢中になりました。

そしてＭＲＩを使った脳研究に明け暮れ、30歳のときに、脳のＭＲＩネットワーク活動画像法を発表しました。同じ時期、今では世界７００カ所以上の脳研究施設で使われる、脳の活動を近赤外光を用いて計測する「fNIRS《エフニルス》法」を発見しました。

「もっと脳を知りたい！」と思った14歳のときから、15年かけてやっと脳の実態を解明するための方法を手にして、その糸口をつかんだのです。

その後、アメリカのミネソタ大学放射線科に招かれて、さらに脳研究を深めて帰国、現在では、脳科学者、そしてＭＲＩ脳画像診断の専門家として、独自の「脳番地」の概念を用いて、子どもから高齢者まで幅広く脳の状態を診断、治療を行っています。（「脳番地」については、32Ｐで詳しく説明します）

脳を画像として見ることができたとき、私がまず探したのが左利きと右利きの違いでした。

10Ｐの脳画像は、左利きと右利きの人の運動系脳番地を通過する水平断面のＭＲＩです。手の脳番地は、ドアノブの形をしています。右利きでは、左脳のドアノブが大きく、左利きでは右脳のドアノブが対側に比べて大きな断面になっていることがわかります。

この2つの脳画像を比べるだけで、右利きと左利きの脳の仕組みが異なることが見て取れます。

そして、脳の違いを知るにつれて、**私がこれまで抱えてきた左利きの疑問やコンプレックスは、すべて単に脳の成長のメカニズムの違い**であることがわかったのです。

■左利き（上）と右利き（下）の人のＭＲＩ脳画像

※白線部分が手を動かす脳の部位で、右脳は左手を、左脳は右手を動かす信号を出す

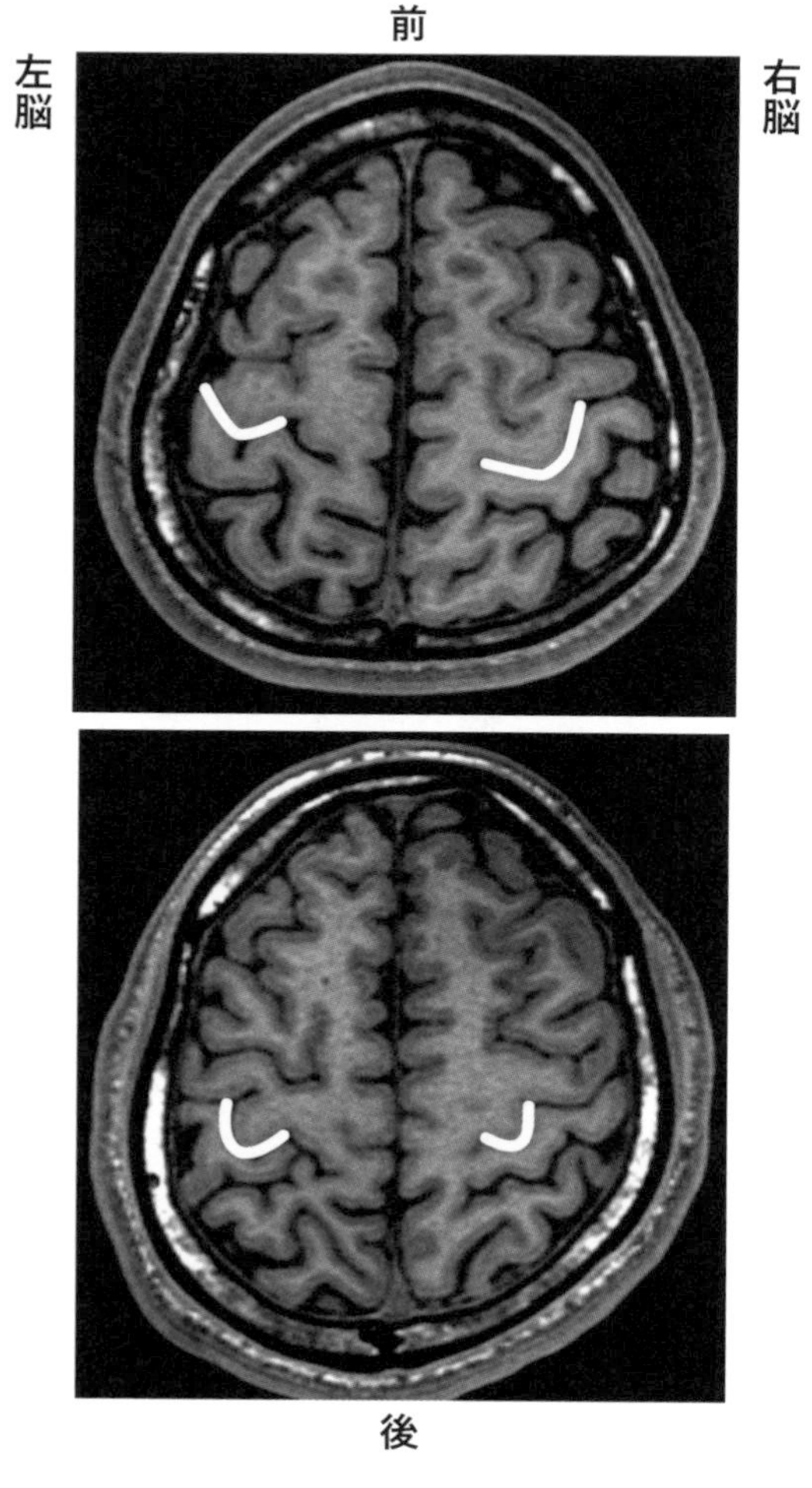

ハサミなどの道具が使いづらいだけでなく、まわりと異なる感性や独自の見方を持ち、生きる姿勢そのものまでも大勢とは違っている。

左利きが感じる違和感は、脳の仕組みの違いによるものだったのです。

脳の違いがわかってからは、右利きには右利きの個性があり、左利きには左利きの特徴がある、それぞれの持ち味を活かしていけばいいのだと思えるようになりました。

自己分析すると、私には左利きだからこその特別な身体感覚や視覚分析力が備わっていて、それによって、脳画像から病気を診断できるだけでなく、その人の長所、短所、性格や考え方まで見分けられる世界で最初の「脳内科医」になれたと考えています。

そして、そのような特別な能力を持っているのは私だけではありません。

脳科学的に見て、左利きは多数派とは異なる個性を持つ「すごい」人たちです。

そのため、この本では脳科学の見地から、左利きの「すごさ」を余すところなくお伝えしていきたいと思います。

私が左利きとして、思う存分、持てる能力を発揮できるようになったのは「脳を知りたい！」と思ったときから30年近くも経ってからです。

世の中に存在する左利きの皆さん、そして左利きの子どもを持つ親御さんたちには、そんな遠回りをせずに、今すぐに「すごさ」を知っていただきたい。

そして、左利きの潜在能力を存分に覚醒させてほしい！

この本にはそんな願いが込められているのです。

すごい左利き◎目次

序章●すごい左利き

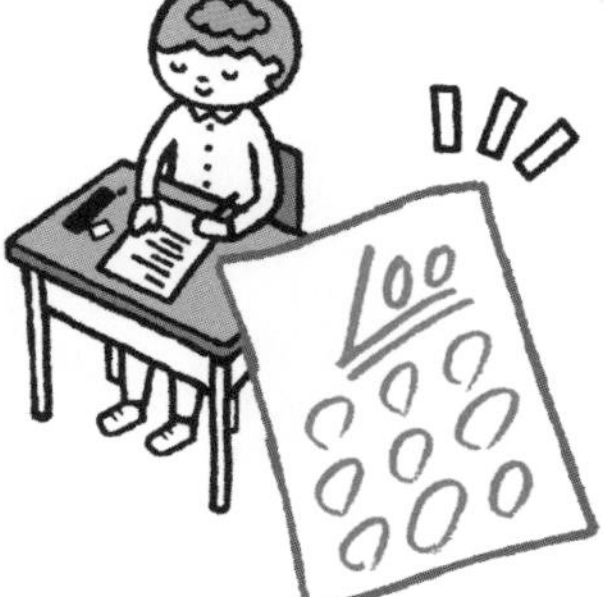

第1章●「直感」がすごい
――ひらめきで人生が好転する

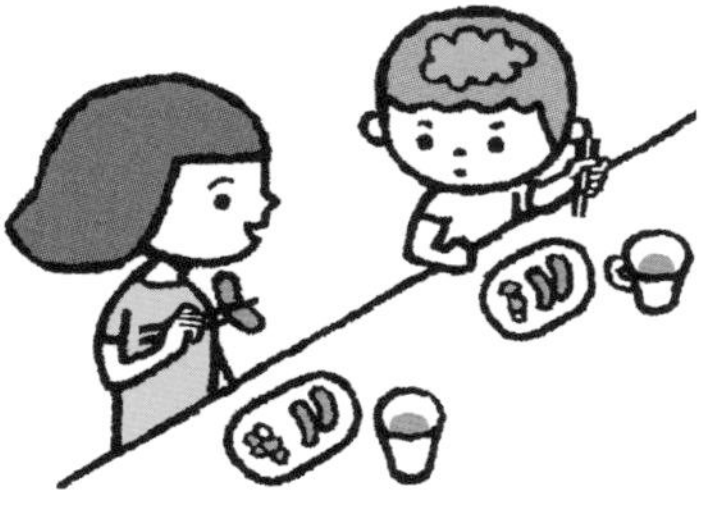

第2章●「独創性」がすごい
——豊かなアイデアが生まれる

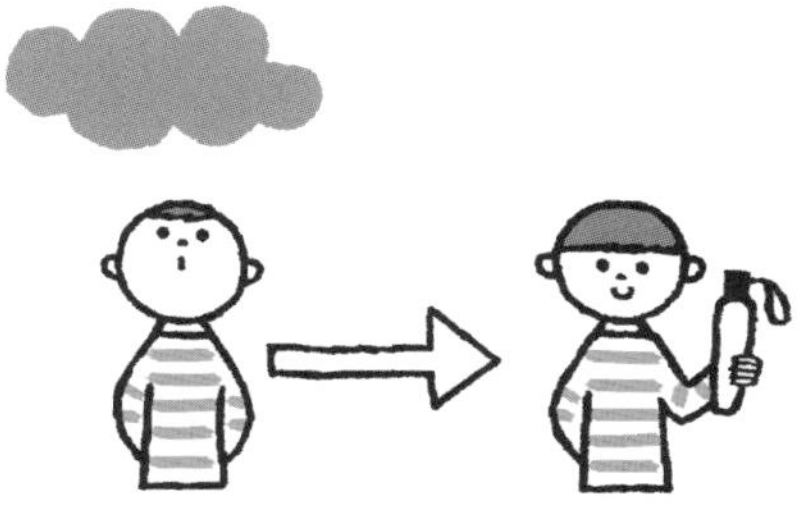

第3章●「ワンクッション思考」がすごい
——ひと手間が脳を強くする

第4章●「最強の左利き」になる

序章●すごい左利き

■脳のプロフィール

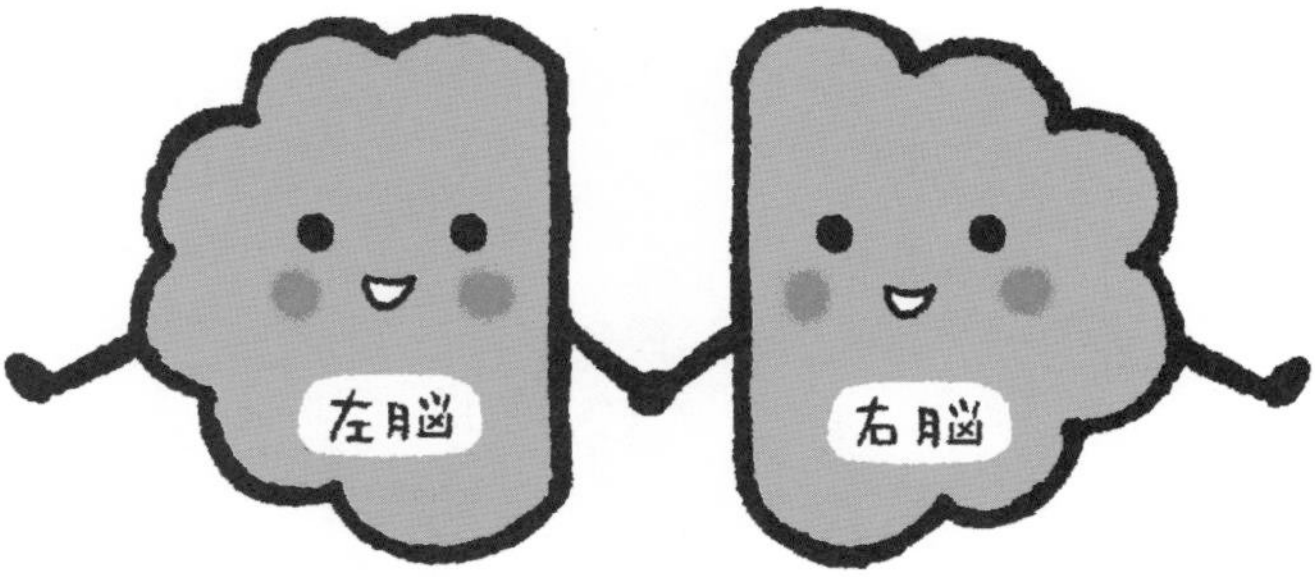

- 具体的に実行する
- 自己感情を生み出す
- 言葉を生み出す
- 言葉で理解する
- 言葉を記憶する

- やる気を生み出す
- 他人感情を読み取る
- 周囲に注意を向ける
- 人の様子を記憶する
- 言葉がなくても理解できる

そもそも、なぜ「利き○○」があるの？

文字を書くときや歯を磨くとき。また、ハサミを使ったり爪を切ったりするときなどに、優先的に使う手が「利き手」です。

また、多くの人には「ボールを蹴りやすい足」や「階段を登るときに先に出る足」といった「利き足」も存在します。

さらに「利き目」や「利き耳」、そして「利きアゴ」など、人間のカラダの左右、両方にあるパーツには、無意識のうちによく使う側、「利き○○」があります。

あなたは望遠鏡のような小さな穴を覗くとき、たいてい同じ目で見ていませんか。人は「利き目」を軸として、もう片方の目で補いながら物を見ています。

また、電話で話をするときも、いつも同じ側の耳にあてるのではないでしょうか。

無意識のうちに、右か左の噛みやすい奥歯で食べものを咀嚼《そしゃく》している人も少なくないでしょう。

こうした「利き○○」は、人間が二足歩行をするようになってから生まれたものだと考えられています。

直立歩行をするようになると、両手が自由に使えるようになり、細かく作業を分けて行うことができるようになります。**作業を左右の手で分担することで、効率よく物事を同時に処理する能力を獲得できる**のです。

たとえば、我が家のペット犬のコッちゃんは、いつの間にか私が食事をするときに、自分もおやつがもらえると考えるようになりました。そして私の右側に陣取り、おやつを欲してしきりに吠えるので、左手に箸を持ちながら、右手で小さなドッグフードを取り出して食べさせています。（ちなみに、私は右手でも左手でも食事ができます）

時々、家人らと「コッちゃんの目を見てあげてください」「いや、私は手に目があるよ」と屁理屈を言いながら、両手を使ってコッちゃんと食事タイムを楽しんでいます。

また、「利き○○」は、**脳の負担を減らすことにも役立っている**と考えられます。たとえば、転びそうになったり何かに襲われそうになったりなどの危機的な状況に陥ったとき、とっさに右手でかばうなど優先順位が決まっていると、ムダな動きが減って危険を回避する確率が高まります。

つまり、**「利き○○」を持っていると、処理速度が速くなる**わけです。日常の動作でも、あらかじめ左右で機能を分担させておけば、脳はいちいち指令を出す必要がなくなるでしょう。

そうした理由からも、無意識のうちに主に動かす「利き○○」が、さまざまな部位に存在していると考えられるのです。

このように、人類の生活スタイルの変化に伴って「利き○○」ができ、脳の機能が、遺伝的にも後天的にも変わっていくことは、非常に興味深い事実です。

＞＞＞　脳科学的小話　＜＜＜

人間以外の脊椎動物にも利き○○がある

現在では、ほとんどの脊椎動物が行動上の左右差を示すことが報告されています。カエル、ニワトリ、魚などは、左側から接近する捕食者に対してより速く反応する一方、物を扱うときには、右側寄りになります。このような左右の偏りがあっても、おおよそ10〜35％の割合で、一般的な偏りとは反対の偏りを示す個体がいると言われています。

これまで、左右の利き手の比率が異なるなど、人の脳機能が右脳や左脳に偏っていることは明らかでしたが、その理由が不十分でした。

Ghirlanda S, Vallortigara G.（2004）〔1〕は、神経回路の不要な重複をなくすためであるという従来の仮説は個人レベルの問題であり、集団レベルの説明になっていないと主張しています。つまり、基本的に「社会的」選択圧の下で進化した可能性があると述べており、人が集団の中で、どのように○○利きを選択してきたのかという問いはとても興味深いことです。

「左利き」「右利き」は遺伝？

日本の人口全体で見ると、左利きの割合は約10％と言われています。

では、「左利き」「右利き」は、どうやって決まっているのでしょうか。


利き手が定まる理由として、いくつかの説があります。

まず、人間は左側に心臓があるため、急所を守りながら右手で戦う必要があったから右利きが増えたという説です。

次に、すでに石器時代には右利きの数が多く、右手を使う道具が多く作られてきたからという環境説。

そして、より複雑な道具を活用し獲物を狩るために、言葉によるコミュニケーションが必要となり、言語脳である左脳を発達させた人類は、左脳が動きをコントロールする右手をよく使うようになったという説もあります。

人類の進化の過程で、なぜ右利きが増えたのか、確実なことは明らかになっていません。

しかし「右利き」「左利き」を決める要因として、遺伝子の影響が少なからずあると私は考えます。

McManus, I. C. & Bryden, M. P. 1992〔2〕の統計結果を見ると、**両親が共に右利きの場合、子どもが左利きの比率は9・5%。**

右利きと左利きの親の組み合わせからは、19・5%の確率で左利きが生まれます。

そして、**親が二人とも左利きの場合は、子どもは26・1%の確率で左利きになるのです。**

実際に私の家族でも、息子は左利きですし、妹の息子も左利きです。左利きがいるファミリーには左利きの子どもが生まれやすいと感じています。

ただ、利き手を決定づける遺伝子はまだ見つかっていません。

■利き手の家系図

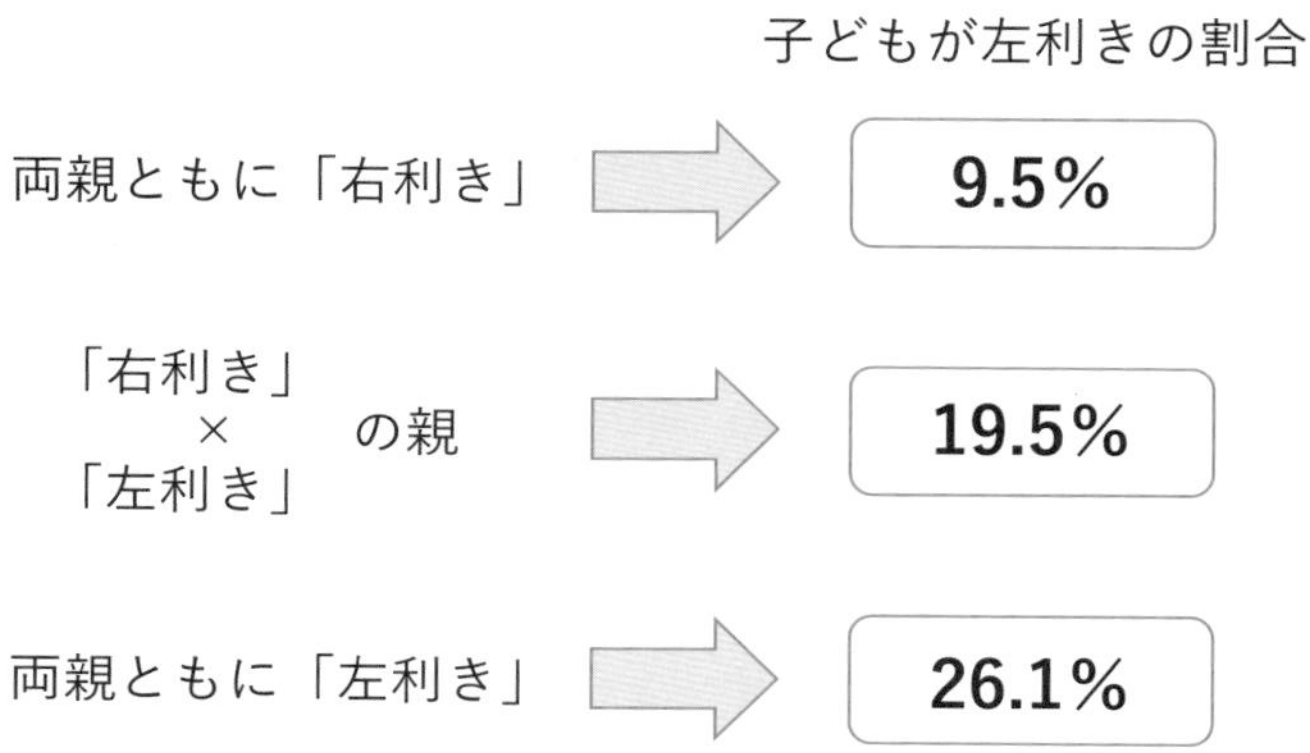

一方で、**左利きの人だけに見られる遺伝子のグループがある**ことは、少しずつわかってきています。

また、子どもの頃は左利きだったのに、右利きに矯正した人も少なからずいるでしょう。私も、もともと左利きでしたが、右手が他の人のように思うように動かないのが嫌で、自ら右手を使うようにしていた時期があります。

つまり、**今の段階では「利き手」を決めるのは、遺伝の可能性に加え、生まれたあとの環境の影響があると考えられる**のです。

左利きは天才？　変人？

左利きのイメージでよく取り上げられることの一つに、「天才」があります。

右利きの人から、「左利きなの？　頭がいいんだね」など、言われた経験がある左利きも多いと思います。

では、実際に左利きは「天才」なのでしょうか？

哲学者のアリストテレス、そして、アインシュタイン、エジソン、ダーウィンなどの「天才」と呼ばれる偉人たちは、左利きであったと言われています。

また、モーツァルト、レオナルド・ダ・ヴィンチ、ピカソなどの世界的に有名な芸術家にも左利きは多かったようです。

近代では、実業家のビル・ゲイツやオバマ元米国大統領なども左利きです。

私は、こうした左利きの偉人たちは、右利き社会の中で革新的な役割を果たした人が多いと考えています。

だからこそ、まわりから抜きん出て「天才」と呼ばれているのではないでしょうか。

左利きに「天才」が多いと言われる理由を、脳科学の見地から考えてみましょう。

まず、前提として、**利き手が異なると脳の使い方が変わります。**

詳しくは37Pで述べますが、左利きは右脳を、右利きは左脳を主に発達させています。そして、右脳と左脳では役割が違います。

それは、**日々の中で同じことを同じように経験しても、右利きと左利きでは「感じ方が違う」ということ**です。**インプットの仕方が違えば、おのずとアウトプットの内容も変わります。**したがって、**大多数の人と発想が違うのはあたりまえ**なのです。

左利きの脳はバランス抜群！

また、**左利きの脳は右利きに比べて「左右差が少ない」**ことが、さまざまな研究で明らかにされています。

これはつまり、**左利きの脳は非常にバランスがとれている**ということです。

生まれたときからマイノリティの左利きには、「右利きと同じように行動する」という課題が与えられています。

右手がうまく使えないのに、右利き用の道具を使わなければならなかったり、「どうしたらうまくいくだろう」と考える場面が多いなど、**快適に生きていくために「天才」になるような脳の使い方をせざるを得ない**のです。

そのような脳の使い方をしているのは、割合でいうと10人に１人。

10人に9人の大勢の枠にはまらず、独自の脳の使い方をしていることが「左利きには天才が多い」と言われる、最も大きな理由だと私は考えます。

左利きは「違和感」を覚えやすい

左利きは独自の脳の使い方をする「すごい」存在です。

しかし、大勢とは異なる個性を持つために、周りと比べて「違和感」を抱えている人も少なくありません。

今の社会は、右利き仕様にできています。

ハサミ、スープ用のおたまなどの道具が使いづらいなど、物理的な不便はほとんどの左利きが経験します。

そして、考え方や行動なども「何か違う」と違和感を抱くことがあります。

これは、「天才が多い」と言われる理由と同じで、**脳の使い方の違いから、周囲から見ると少し個性的に思えたり、得意不得意が異なったりするから**です。

それでは、利き手によってどんな脳の違いがあるのか、具体的に見ていきましょう。

脳には8つの基地がある
――「脳番地」でわかる基本的な仕組み

まず、基本的な脳の仕組みについて、説明しましょう。

人間の脳の働きは、「脳番地」という考え方で理解できると私は考えています。

脳には1000億個以上の神経細胞がありますが、同じような機能を持つ細胞同士が集まって「基地」を作っています。

私は、この「基地」の機能ごとに、住居表示のように番地を振りました。

脳番地は、脳全体でおよそ120あり、右脳と左脳にそれぞれ60ずつ分かれています。つまり、脳には少なくとも120もの働きの違いがあるということです。

一般の方が理解しやすいよう整理し、機能別に脳番地を大きく8つの系統に分けたのが次の分類です。

・思考系脳番地＝何かを考えたり判断することに関わる
・感情系脳番地＝感性や社会性、喜怒哀楽を感じ、感情を生み出すことに関わる。脳の複数の部位に位置し、運動系の背後に接している感覚系脳番地は皮膚感覚を通じて感情が活性化する
・伝達系脳番地＝話したり伝えるコミュニケーションをとることに関わる
・運動系脳番地＝手足や口など、体を動かすこと全般に関わる。手、足、口、目の動きを司る脳番地は運動系の中で別々に分かれている。手足は、脳の対側が支配しているのに対して、口や顔の動きは、片側の脳から両側の動きを司る両側支配になっている。
・聴覚系脳番地＝耳で聴いた言葉や、音の聴覚情報を脳に取り入れることに関わる
・視覚系脳番地＝目で見た映像、読んだ文章など視覚情報を脳に取り入れることに関わる
・理解系脳番地＝目や耳から入ってきたさまざまな情報や言葉、物事を理解、解釈

することに関わる

・**記憶系脳番地＝覚えたり思い出すことに関わる**

これらは、一つの動きに対して一つの脳番地だけが対応するわけではありません。

たとえば、人と会話をするだけでも、声を聞くための「聴覚系脳番地」、言葉を理解するための「理解系脳番地」、相手の表情を読み取るための「視覚系脳番地」、そして自分の伝えたいことを表す「伝達系脳番地」などが連携して働きます。

■脳番地

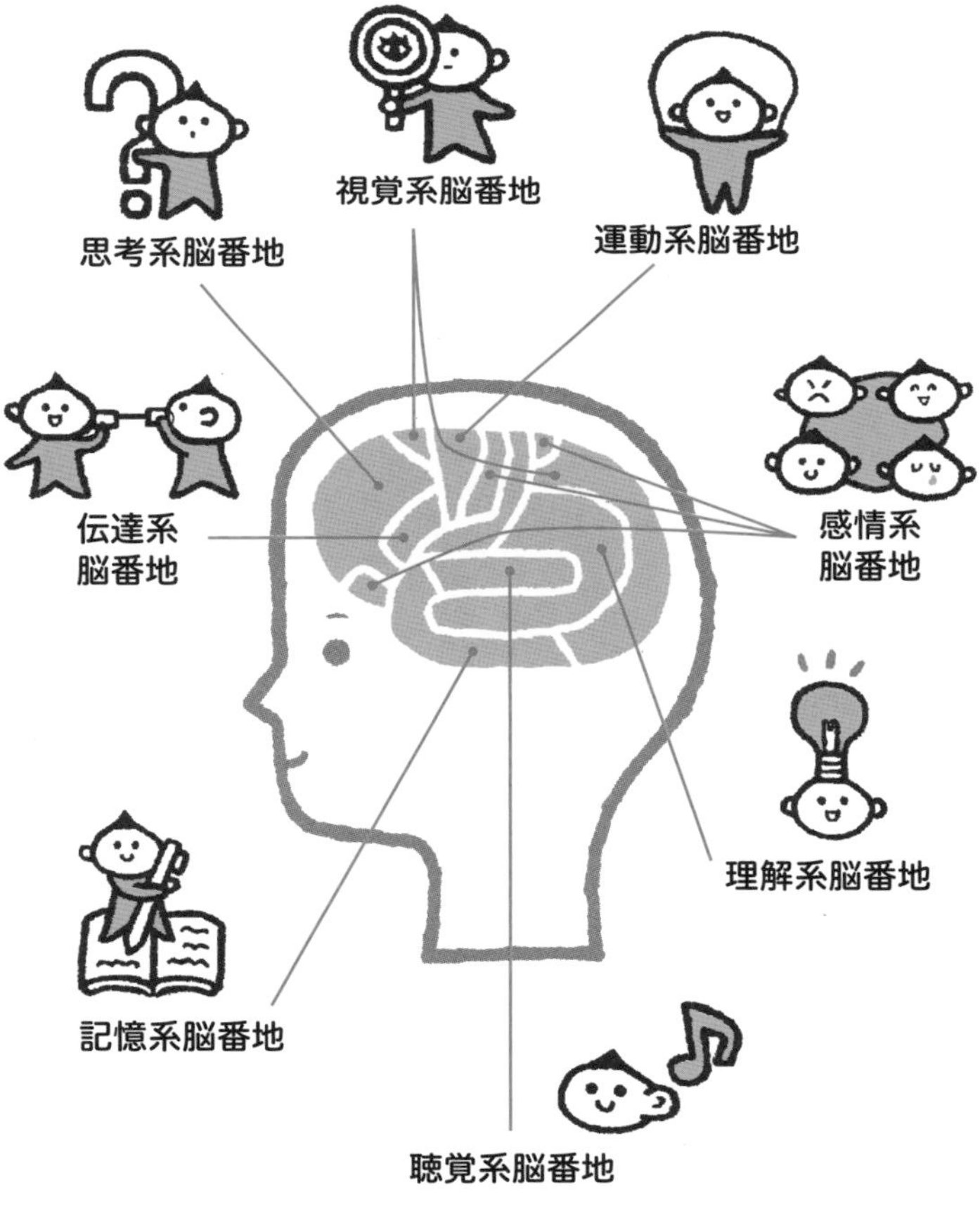
視覚系脳番地
思考系脳番地
運動系脳番地
伝達系
脳番地
感情系
脳番地
理解系脳番地
記憶系脳番地
聴覚系脳番地

同じ細胞だけど、役割が違う「右脳と左脳」

人間の脳も、目や耳、そして手足のように見た目は左右対称です。

また右脳にも左脳にも、同じ機能を持つ脳細胞が、同じように存在しています。

実際に「思考系」「感情系」「伝達系」「運動系」「聴覚系」「視覚系」「理解系」「記憶系」の8つの脳番地は、左右の脳にほぼ均等にまたがっています。

でも、実は**私たちの脳は「右脳」と「左脳」で役割分担をしています。**

たとえば、同じ「感情系脳番地」でも、左脳では自分の感情や意思を作り出し、右脳は自分以外の人の感情を読み取る働きをしています。

また、左脳の「視覚系脳番地」では文字や文章などを読み取り、右脳では絵や写真、映像などを処理します。

左右の脳の働きが異なることがわかったのは、まだごく最近のことです。

アメリカのカリフォルニア工科大学のロジャー・スペリー教授は、それまで左脳より劣っていると考えられていたため、劣位半球とされていた右脳の働きにも、左脳よりも優れている機能があることを発見してノーベル賞を受賞したのが、1981年です。

その後、1991年に私は人体に害を与えずに近赤外光を使ってベッドサイドや移動中の脳の働きを画像化できる脳科学技術（fNIRS《エフニルス》法）を生み出しました。そしてそのときから、「漢字を書くとき」「赤ちゃんがお母さんの顔を見るとき」などの人々の現実の生活と関連する脳番地の研究が進んできました。

その結果、**左脳は主に言語情報の処理に関わっていること**、**そして右脳は非言語である画像や空間の認識を担当している**ということも明らかになっています。

こうして、右脳と左脳は異なる働きを担っていますが、左右対称に同じ働きをする脳番地もあります。

それが「**運動系脳番地**」です。

■左手を使うと右脳が発達する！

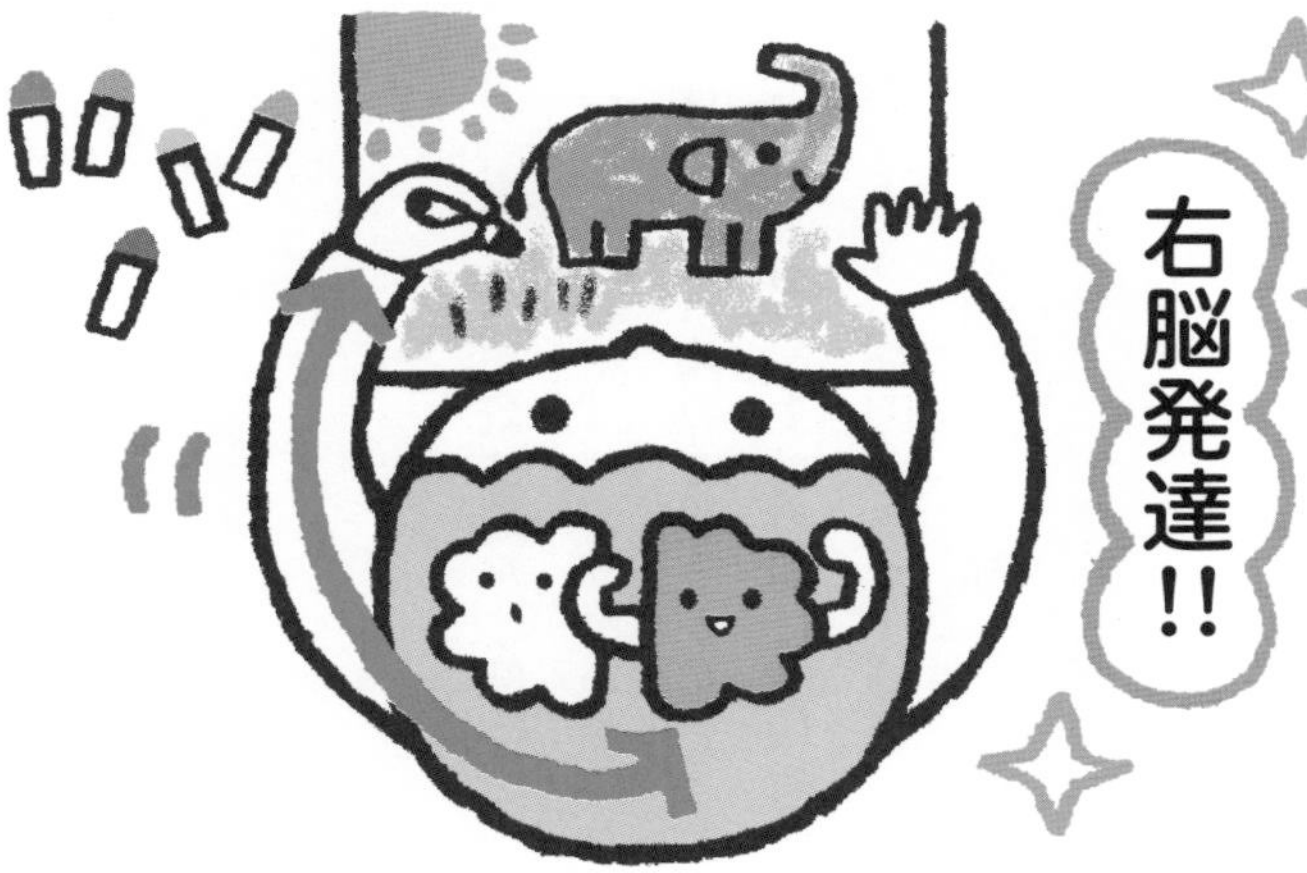

右利きの人は左脳の運動系脳番地が、左利きの人は右脳の運動系脳番地が発達しています。

なぜなら、右脳から出た命令は左半身の筋肉を動かし、左脳は右半身の動きをコントロールしているからです。

その一方で、人は左手を使うことで右脳を、そして右手を動かすことで左脳を刺激しています。

つまり、**左手をよく使うと右脳が活性化し、右手を主に動かせば左脳が発達する**のです。

人は手を動かすことで脳を発達させてきた

日々の活動で、頻繁に動かす部位の一つが両手です。物をつかむ、叩く、ページをめくったり小さなものをつまんだりと、私たちのカラダ全体で、最も複雑な動きができるのも手です。

人間の肘から手首までの間には10種類ほどの筋肉がありますが、手首から先にはその3倍近くもの筋肉があり、細やかな動作を可能にしています。

この両手の筋肉に「どう動くか」の指令を出すのが脳です。

つまり、脳が速いスピードで回転するからこそ、日常的に繊細な動きができるのです。

また、運動系脳番地の中で、10本の指は別々な脳番地に支配されています。さらに、運動系脳番地は他の7つの脳番地とつながっています。

たとえば、箸で小さなものをつまむだけでも、対象となるものの存在をとらえるために「視覚系脳番地」が働き、実際に手を動かす「運動系脳番地」と、箸の使い方を覚えている「記憶系脳番地」も刺激されます。

また、高いところにある木の実を取りたいと思ったとすると、どの実がいいか「視覚系」で決め、「思考系」を使ってどうやって取るか考えます。「長めの棒で叩くと落ちるのでは?」と「理解系」で推測したら、実際に「運動系」を使って木の枝を叩いてみます。

こうして手を使いながら行動することで、たくさんの脳番地を使って、人は脳を発達させてきたのでしょう。

言語系と非言語系
——右脳と左脳の得意分野

右脳と左脳は役割が異なりますが、左利きにとって重要なのは、高い割合で**「右脳が非言語系」「左脳が言語系」を担当している**ことです。

ある研究によると、右利きの人のおよそ96％が左脳で言語系の処理をしていたのに対し、左利きはおよそ73％が左脳で、両利きでは、85％が左脳で言語系の処理をしていると結果がでています。[3]

左利き、右利きを問わず、7割以上の人が左脳で言語処理を行っているのです。

すなわち、右利きは、右手で文字を書くときに、左脳の運動系脳番地を使いながら、左脳の伝達系脳番地で言葉を生み出すので、左脳の中でネットワークを使います。

一方、多くの左利きが右利きに比べて、左手を右脳で動かしながら、左脳で言語処理をしています。**左脳と右脳の両方のネットワークを同時に使わないと、文章を綴れない**ことになります。

つまり、左利きは両方の脳を使うため、**「言葉を使って考えをまとめるのに時間がかかる」傾向がある**ということです。

言語処理が得意な左脳を常に右手で刺激している右利きと違い、左利きは非言語情報を扱う右脳を主に働かせています。

言葉に置き換えて言いたいことを発するまでに使用する脳のルートが、ほんの少し遠回りなのです。

また、自分の言いたいことのイメージと言葉をつなぐ前に話をしてしまうことがあるため、周囲からずれて聞こえたりもします。

現代人は言葉を使ったコミュニケーションが主であるため、左利きが日常で抱く違和感にもつながっていると言えるでしょう。

■左利きの会話は両脳使い！

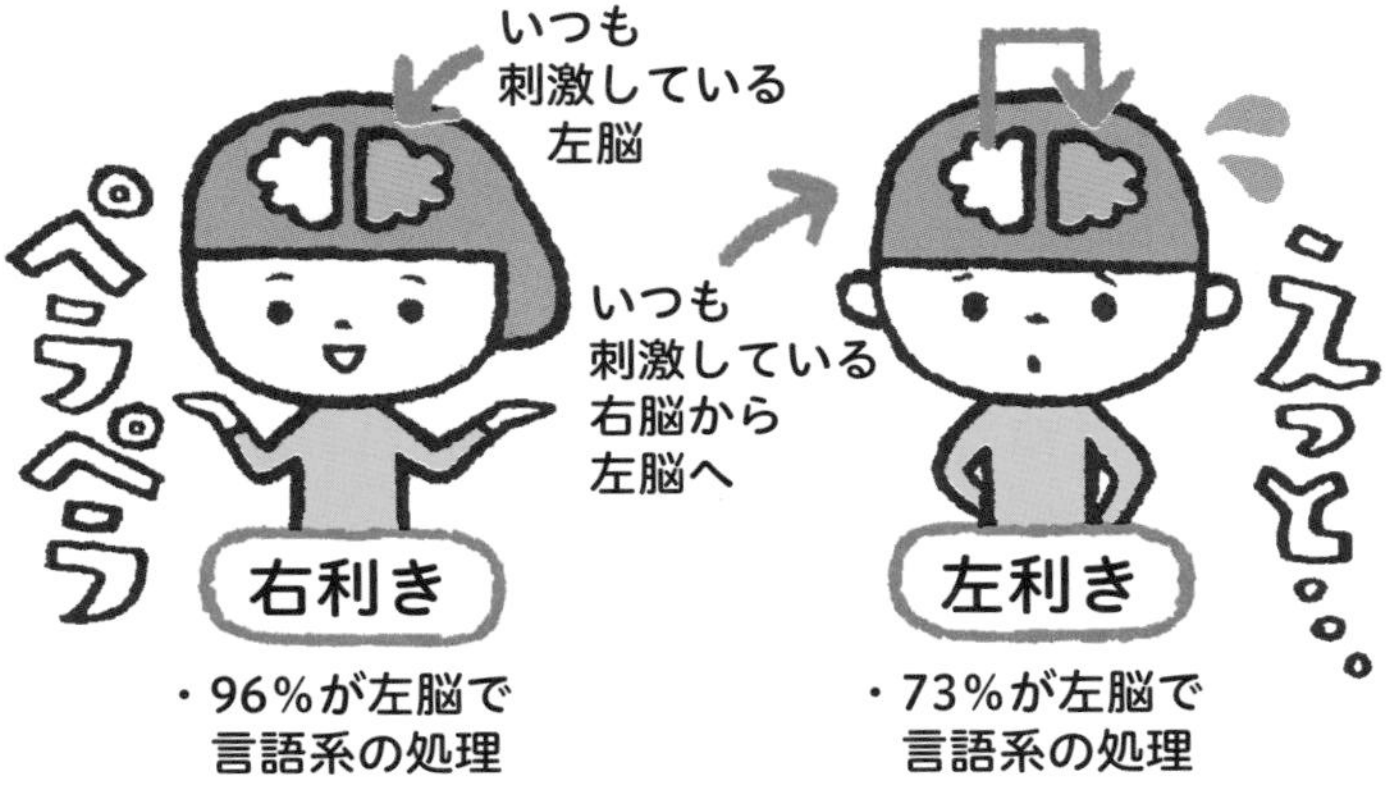

➡ 話すのが得意な左利きは少ない？

もしかすると、うまく話せないとコンプレックスを持つ左利きもいるかもしれません。

ですが、右脳には右脳の得意分野があります。

言い換えれば、**本書で紹介していく内容は、右脳を発達させた10人に1人の左利きしか持っていないアイデンティティ**なのです。

左利きは「大器晩成型」

人間の脳の発達には、年齢による「旬」があります。

生まれたばかりの子どもは間もなく、手足をバタバタと動かして運動系脳番地を、そして、目に入ってくるお父さん、お母さんの顔を見るなどして視覚系脳番地を発達させる旬を迎えます。

次に、まだ言葉を話さない赤ちゃんの頃は、右脳を活発に働かせます。

そして6歳を過ぎる頃になると、言語機能をつかさどる左脳を育てる旬の時期が訪れるのです。

ところが、**右利きと左利きでは、左脳が育つ時期が少しズレることがあります。**

右利きは、右手を使うことで言葉を処理する左脳をいつも働かせているので、スムーズに左脳優位に移行します。

でも左利きの場合、何割かの人たちは右脳が優勢な状態から、容易にスイッチを切り替えることができず、最初は言葉を使いにくいことがあります。

しかし、焦る必要はありません。

大人は、子どもが「早く言語能力を身につけること」に大きな価値を置きがちです。

まわりと比べて、早い時期に言葉を話したり漢字が書けるようになったりすると「優秀」だと考えて喜びます。

でも、幼いうちから脳の発達が左脳に偏ると、その後の人生で右脳を鍛える機会が少ないため、右脳が育ちにくくなるのです。

また、**左利きの多くは言語を扱うときに左脳と右脳、両方を使います。**

つまり、**左脳が育つ旬の時期でも、左脳だけを集中して使うのではなく、右脳も並行して使っている**のです。

これも、言葉を使いにくい理由の一つでしょう。

しかし、見方を変えれば、**右脳と左脳の両方をじっくり、マイペースで育てている左利きは「大器晩成型」**だといえます。

私も小学生、中学生の頃だけでなく高校生になっても、国語が大の苦手でした。ようやく克服して人前で話をしたり書籍を執筆したりできるようになったのは、医師になった後、脳の働きを理解し、脳の使い方を意識しはじめてからです。

子どもの頃からずっと右脳を目覚めさせている左利きは、たしかに左脳の成長はゆっくりかもしれません。

でも、**使える脳の範囲が右利きよりも広い**のだと自信を持ってほしいのです。

左利きの「あたりまえ」が「すごい脳」をつくる

右利きの人は、右手を使うのがあたりまえの世界に生きているため「利き手」に気を配る習慣がありません。

でも左利きは違います。

私の経験からお話しすると、子どもの頃から、字を書いたりハサミで図形を切り取ったりなど何かをするたびに「みんなは右手でああやっているけど、左手ではどうすればいいか」と常に利き手と反対の手も同時に意識してきました。

左利きであることで、利き手を動かすために、常に利き手と反対の手を気にかけざるを得なかったのです。

そして、私はのちに脳科学者になってから、**「両手を意識する」ことが、効率的に脳を活性化していた**と気づきました。

「手」の動きに気を配るのは、筋トレをするときに「使っている筋肉」を意識するのと似ています。

筋トレをするときは、使っている部位を「今、ここを鍛えている」と意識すると、脳と筋肉を連動させて効果を最大限に高めることができます。

同じように、**手を動かすとき「右手を使っている」「左手を使っている」と注意を向けると、手とつながっている運動系だけでなく、すぐそばにある感覚系**（32P参照）**などのさまざまな脳番地を刺激することができる**のです。

左利きの場合、おのずと利き手側を動かすために、右利きの動きを参考にするので、結果的に両手を意識する思考習慣が身につきやすいのです。

また、私たちの両手は、全身の表面積に対してわずか10分の1ほどの大きさしかありませんが、運動系、感覚系などを含めた大脳の領域の3分の1が、両手と指をコントロールするために使われています。

つまり、それほど多くの脳の部位が、手と指先に指令を出すために働いているのです。さらに、脳は使っている部位からも刺激を受けて変化します。

■「左手だと、どうすればいいんだろう」が脳を強化する

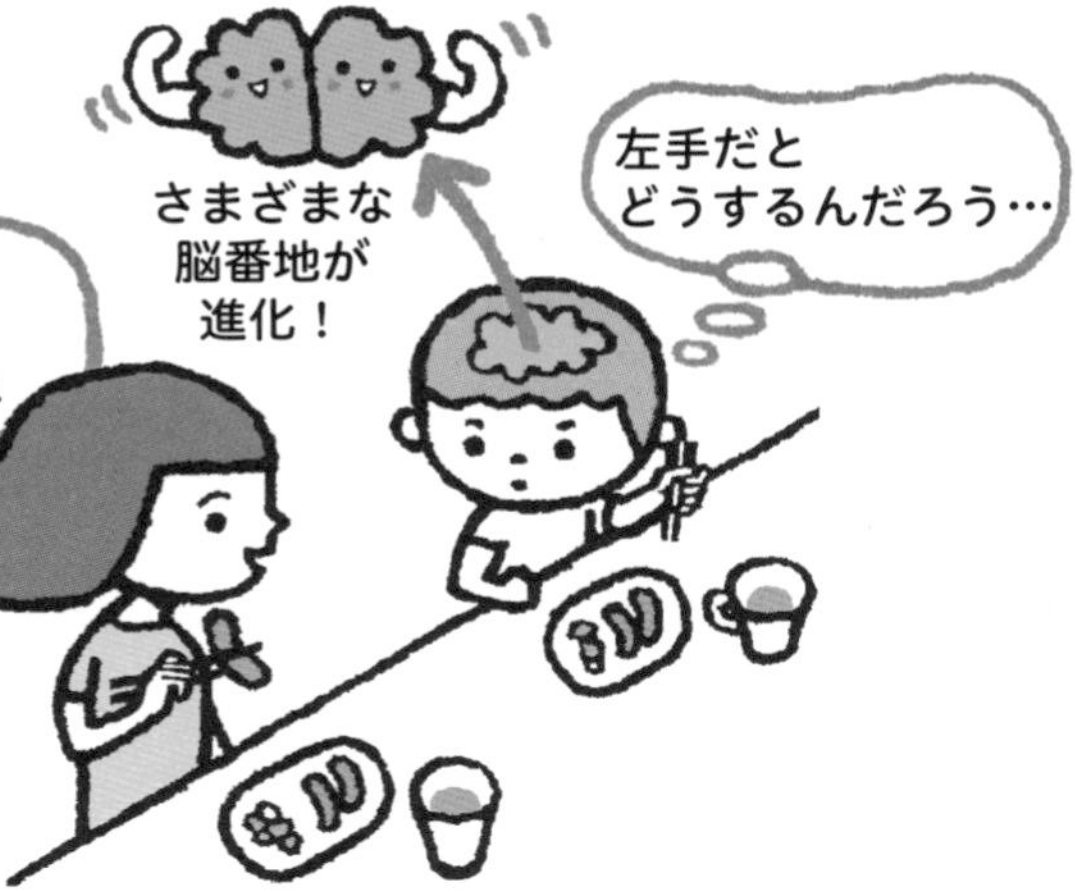

左手だと
どうするんだろう…
さまざまな
脳番地が
進化！
お箸は
こう
持つんだよ

使っている手に気を配りながら、手や指をよく使うことで脳はその情報をキャッチして、どんどん活性化します。

こうしたことから、**両手を常に気にかけている左利きは、右利きよりも知らず知らずのうちに脳を活性化させていると言える**のです。

次章からは、左利き独特の脳の使い方が、どんな個性を生み出しているか、左利きのすごい「直感」「独創性」「ワンクッション思考」について、順に説明していきましょう。

column

人類はいつから右利き優勢になった?

現代人の9割は右利きですが、人類はいつから右利きが優勢になったのでしょう。

最も古い利き手の痕跡は、200万〜300万年前の石器に認められると主張する学者がいますが、確かではないようです。

150万〜200万年前になると、左側に傷を負ったサルの頭蓋骨が貝塚からたくさん発見されています。このことから、当時の人間の多くは、右手に斧を持っていたと考えられます。

その後、約40万年前に出現した、現生人類に最も近いヒト属であるネアンデルタール人では、道具を使う場合にも、すでに右利きが多かったデータが示されています。[4][5]

人類の歴史以外にも人種や民族、そして文化による違いに目が向けられ調べられていますが、その結果では常に、右利きがおよそ90％を占めています。

利き手は時代や文化を超えた人類の特性であり、歴史においても右利きが優位であることは間違いないようです。

ただし、海外では幼少期に右利きに矯正されることが少ないため、目につく比率が高いことがあります。

ジョージ・H・W・ブッシュ、ビル・クリントン、バラク・オバマなど、歴代のアメリカ大統領には左利きが多く、私はアメリカ大統領が調印式などで左手でサインするのを見て「左利きが大統領だ」と感激したことをよく覚えています。

第1章 「直感」がすごい

——ひらめきで人生が好転する

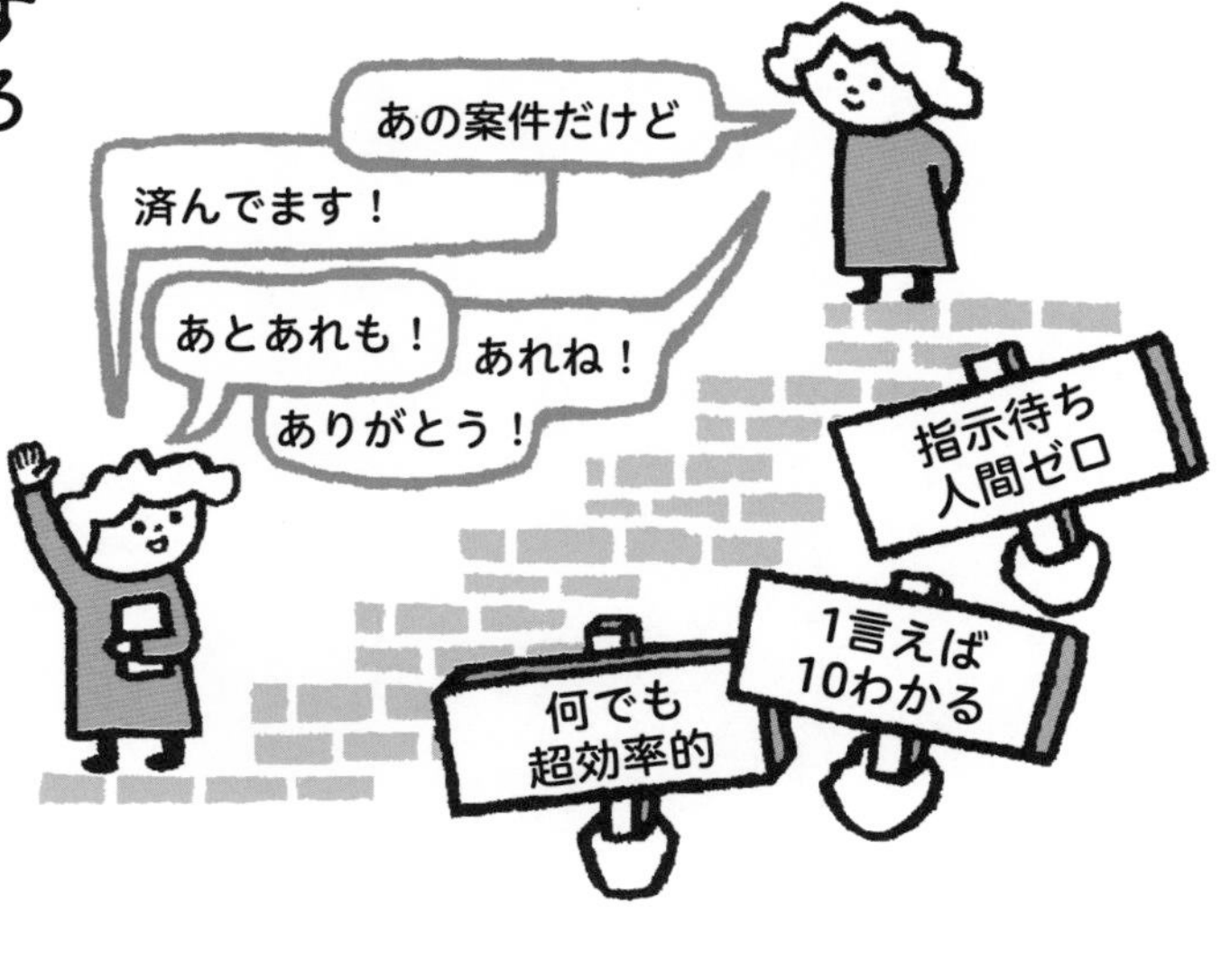

あの案件だけど
済んでます！
あとあれも！
あれね！
ありがとう！
指示待ち
人間ゼロ
1言えば
10わかる
何でも
超効率的

右脳は「巨大なデータベース」

左利き独特の脳の使い方が生み出す、すごい個性の1つ目が「直感」です。

明確な根拠はないし理由もうまく説明できないけれど、「なんとなくこっちがいい」「どういうわけか気乗りしない」などと感じることはだれにでもあるでしょう。

こうした言葉にならない脳からの知らせが「直感」です。

しかし、多くの人は「〝直感〟は単なる衝動や思いつきであり、当たったり外れたりするもの」と考えて存分に活かしていません。

私は、これはとてももったいないことだと考えます。

近年では、直感に従って決断をすると、論理的に考えるよりよい結果が出るという研究結果が数多く発表されています。

たとえば、オランダの心理学者であるアプ・ディクステルホイスが、サッカーの専門家とそうでない人を集めて、サッカーリーグの試合の結果を予測させた実験があります。

その結果、最終的な判断を下す前に2分間熟考する時間を与えられたグループより、試合とまったく関係ない課題で意識をそらせて判断させたグループのほうが、サッカーの専門家とそうでない人の2群ともに、より正確な結果を予測しました。

さらに、サッカーの専門家は瞬時に判断させたほうが、時間を与えたときよりも予測の精度が高かったのです。[6]

つまり、サッカーの専門家でも、**必要以上に目的とすることに時間をかけすぎると、余計な情報が加わり、かえって予測の精度が悪くなる**ことを示しています。

右脳と左脳が扱う情報の違いとは？

私は、**「直感」とは意識では覚えていない膨大な情報を蓄えている脳のデータベ**

ースから、精度が高く、より正確な情報を選択して導き出された結果だと考えています。

ここで、右脳と左脳が扱う情報の違いを説明しましょう。

右脳は、モノの形や色、音などの違いを認識し、五感にも密接に関わっています。

一方で**左脳は、言語情報を扱い、計算をし、そして論理的、分析的な思考をする機能を持っています。**

つまり、**右脳は、視覚や五感をフルに活用した、言語以外のあらゆる情報を無意識のうちに蓄積している巨大なデータベース**です。

そのため、常に左手から右脳に刺激を送り続けている左利きは、膨大なデータからベストな答えを導き出す直感に優れているのです。

■右脳は巨大なデータベース

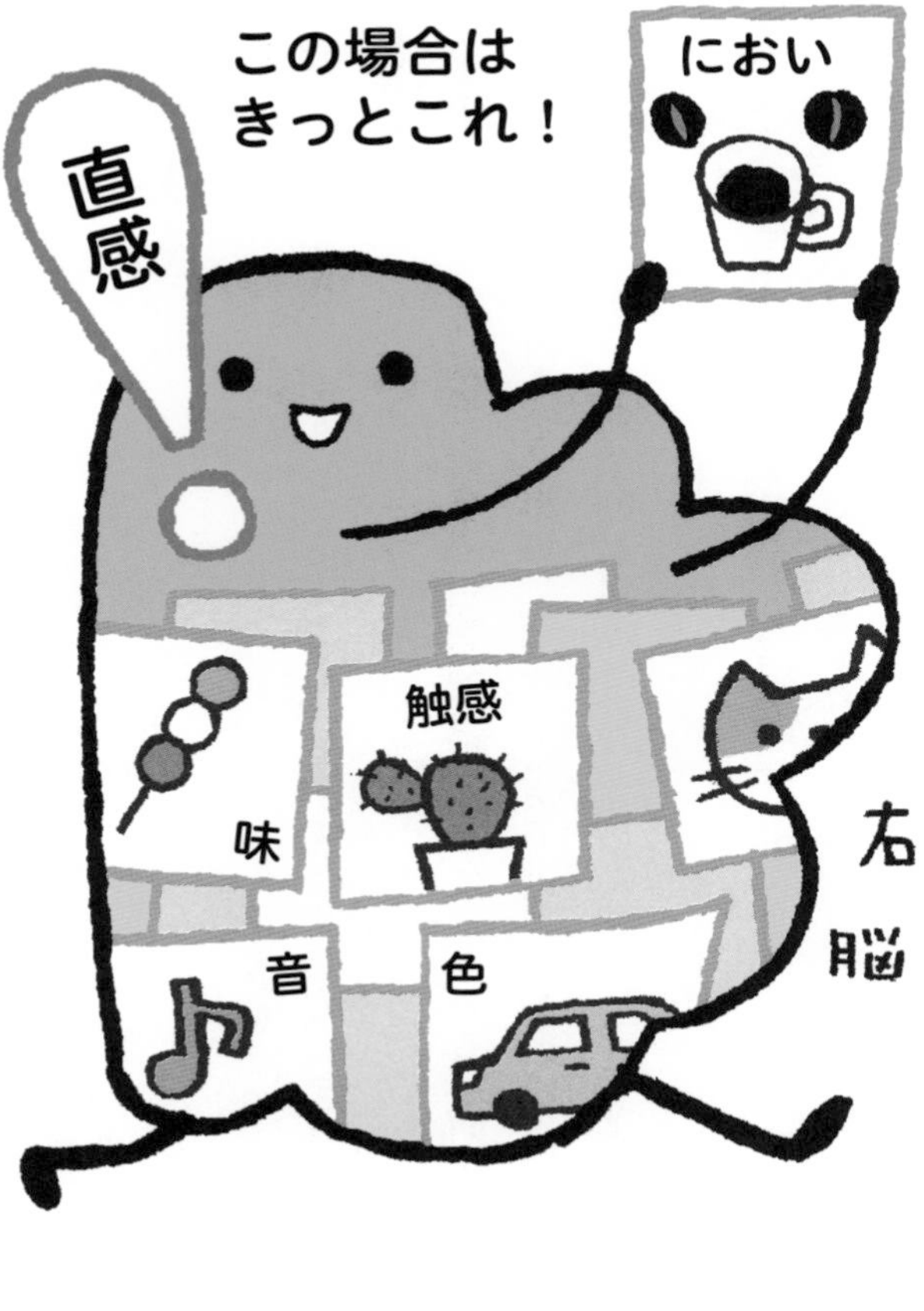

科学的な真理も「直感」から導かれる

近年では「論理的思考」がよいこととされ、ビジネスの場などでは「ロジカルな人」がほめ言葉のようになっています。

論理性を重視する人は特に、言葉の定義や選択などにこだわる傾向があります。

もちろん私も、脳科学者として事実を伝えるための言葉の選択には気を配ります。

しかし、それはあくまでも科学的な真理を追い求めた結果に、言葉がついてくるだけです。

左利きの私からすると、多くの人は言葉そのものにこだわりすぎて、直感の恩恵を失っているように思えてなりません。

なぜなら直感は「言葉で論理的に説明可能なもの」としては表れないからです。

論理とは誰でも同じように使えるルールのため、ロジカルに考えて導き出される結論は、誰が考えても同じになります。

しかし、科学の世界では「仮説→検証」というステップを踏むときに、特に仮説の段階では、発想の飛躍が求められます。

そのため、「もしかしたら、こうではないか?」という仮説は、多くの場合、直感をもとにして立てられています。

なぜなら、今、自分たちが知っている論理をいくら積み重ねても、到底、新たな発見につながる仮説には結びつかないからです。

現在は真理に近いとされていることでも、最初は「荒唐無稽なアイデア」だと思われていたことがほとんどでしょう。

たとえば、「子どもは親に似る」のはなぜかと考えたとき、遺伝情報を伝える科学的な物質があるのではないかと考えたメンデルの「遺伝子説」は、当時は他の科学者に嘲笑されたと言われています。

そしてメンデルの死後に、やっと論文が再発見され「メンデルの法則」が報告されたのです。

「仮説→検証」という一見、とてもロジカルに見える過程でさえ、直感抜きでは成り立ちません。

言葉で論理的に説明できないものをすべて否定してしまうと、自分の可能性を狭めることにつながってしまうでしょう。

近年では、毎日のように「人工知能」や「ＡＩ」という言葉を耳にします。

しかし、そもそも「ＡＩ」が模倣しようとした人間の脳の仕組みは、１９９０年代以降にやっとその働きを画像化できる技術が生まれ、少しずつ研究が進んできたばかりです。

「人間と同じように考えるコンピューター」は、まだどこにもありません。

人間の直感は、ＡＩを超えた超高度な脳を使った人間だけの技術です。

意識的にやってもわからないこと、難しいことは直感を大切にすると正しい選択ができると私は確信しています。

左利きの直感がすごい理由

アプ・ディクステルホイスらのサッカーの試合を用いた研究は、課題を与えられたら、必要以上に考えず、即結論を出す脳の使い方が重要であることを示しています。サッカーの専門家が、時間を与えられたときの脳の使い方は、記憶系脳番地をより使っている時間だと考えられます。

記憶を詳細に意識的に検証する時間より、**脳がその瞬間感じた印象のほうが、物事の核心に行きやすい**ということです。

このような脳の使い方ができたら、だれでも、いつでも、どこでもアイデアに満ちた創造的な生活を送れるのではないかと思います。

時間を与えるより瞬時に判断するほうが直感の精度が高いことは、左利きが左手と右手のどちらを使うかを瞬時に考えて、どちらかの手を出す脳の使い方に近いのではないかと考えています。

あくまでも私の仮説ですが、左利きの場合、右にあるものは右手でとり、左にあるものは左手で取るクセがあることが少なくありません。

一瞬で効率性のよいほうを選択するという、直感に似た行為を日常的に行っているので、状況に応じた最適解を選ぶという脳の仕組みが左右の手の選択にしみこんでいるのです。

私は、このようなときの脳番地の回路は、思考系と「**運動系**」、理解系を結ぶ回路で、サッカーの専門家が考えすぎて精度を低下させる回路は、思考系、「**記憶系**」、理解系の回路と考えています。

すなわち、**運動系でアウトプットするほうが、脳の中の過去の記憶にアクセスしてアウトプットするより精度が高くなります。**

つまり、瞬時に思考系と運動系、理解系を結ぶ回路を使うことで、自在に脳をコントロールできるのです。この方法はのちほど詳しく紹介します。

左利きの得意技「ひらめき」

「いいこと考えた！」

「こうすると、いい気がする」など、左利きはよく、直感でいろいろなことをひらめいています。

しかし、多くの左利きは、直感が有用な個性であることを自覚しないまま育ちます。

右利きも左利きも、大人になるまでに脳を育てる時間は同じです。

生まれたばかりの赤ちゃんは、利き手に関係なく、まず右脳を急速に発達させます。

そしてその後、言葉を覚えてくると少しずつ左脳を育んでいきます。

1日24時間のうち、子どもが寝ている時間を12時間としたら、残りの12時間は、右利きも左利きも平等です。

ただ、右利きは右手を使うことで左脳を刺激する時間が長いだけです。

左利きはそのぶん、同じ12時間で、右脳の機能を高めながらじっくりと左脳の能力も養っています。

そのため、貴重な直感を得る確率が高いのです。

私は左利きにこのことに気づいてほしいと考えています。

そして、**左利きは「直感に優れていること」にもっと自信を持ってほしい**とお伝えしたいです。

右利きは言語機能を担う左脳が発達していて、左利きはアイデアや直感を生み出す右脳が活性化しているのは、脳の摂理としてあたりまえです。

左脳が発達しているから「頭がいい」わけでも、右脳が発達しているから「優秀だ」というわけでもありません。

右利き、左利き、それぞれの特徴と個性を知り、お互いに自信を持って力を発揮していきましょう。

ちょっとした行動で「直感の精度」がぐんぐんアップする

直感の正体は、脳にストックしてある知識量や情報量を、自分では意識できないほどの高速で回転させて得たアウトプットだといえます。

つまり、**直感の精度をあげるには、そもそものデータ量を増やすことが最も大切**です。

私たちの脳は、直接、外界と接することはできません。

そのため、目や耳、手足などの器官を通じて、情報を運び込んであげなくてはなりません。

もちろん、**たくさんの本を読んだりして文字情報としての知識を得ることも、脳のデータ量を増やすために大切**です。

その上で、**言語以外のあらゆる情報を蓄積している右脳のデータ量を増やすこと**

で、直感を生み出すことに磨きをかけることができます。

左利きはそもそも、左手を使って右脳を刺激し、言葉以外の情報を無意識のうちに受け取っています。

この**「言葉以外の情報」を意識して増やす**ようにすればいいのです。

たとえば、次のようなことです。

- **朝起きて観葉植物に水をやるとき、土の乾き具合や一つ一つの葉っぱの色や形に目を配る。**
- **コーヒーを淹れたら、お気に入りのカップに入れて香りを楽しむ**
- **「きれいなもの」「かわいいもの」を見たり集めてみる**
- **アニメキャラを思い出す**
- **歩きながら、色のついたものを見つけてみる**
- **ペットや動物をじっと見つめてみる**

これらのことをするだけで、直感に磨きをかけることができます。

「直感」を活かす3ステップ

ではここで、だれでも直感を活かせるようになる、3ステップを紹介しましょう。

典型的な左利きである私は、以前は、論文を書いたり人前で研究結果を発表したりするのが大の苦手でした。

今ではその話をすると、「先生でもそんなことがあったんですか？」とよく驚かれます。私がどうやって「言葉を扱う」ことの弱みを克服したかというと、実はとても簡単です。

話をしなければならないときは「事前に〝何を〟〝どう〟話すかをしっかりと考えておく」という決まりをつくり、必ず実行するようにしたのです。

同じように、これまで直感を放置してうまく活用できていなかった人も、ここで紹介するステップをパターンとして繰り返すことで、次第に直感に従った自分らしい選択ができるようになっていきます。

直感は、だれのところにも届いています。

最初は半信半疑でも、おみくじや占いをするような感覚で、遊びながら試してみましょう。

楽しみながら続けることで、左利きも右利きも、少しずつ人生を好転させるきっかけを見つけることができます。

ステップ①
直感があることを信じる

自分から直感に近づく

頭にあれこれひらめいても「なんだか、浮かんでる？」と、ほうっておいた時期が私にも長くありました。

直感が教えてくれたことの中に、多くのヒントや真実が隠されていることに気づいたのは20代になってからです。

そして、少しずつ直感に従って行動するようになるにつれ「**直感は正しい選択を教えてくれる**」と確信するようになりました。

直感をうまく活用してよりよい人生を歩もうと思うなら、まずは「**直感はだれに**

である」と信じることです。

多くの人は、前後の脈絡なく突然浮かんだことに対し「なんだ、これ？」と無視してしまいがちです。でも、「なんとなく、○○してみたい」「今日はこれがやりたい気分」といった、非言語の感覚こそが直感です。

何か思いついたら「今のは何？」と、まずは自分から一歩近づいてみる。

そうやって、**直感があることを信じて、拾いあげていく**ことから始めてみましょう。

自分に質問を投げかけてみる

ある時期「加藤先生の論文には、数式が出てこない」と言われたことがありました。

それまで私は、脳の仕組みを数式で表すことができるとは考えたこともありませんでした。

しかし、私はそのころには、自分の脳に問いかければ「直感」というカタチで答えを教えてくれるとわかっていました。

そのため、「そうか、数式はないかな?」と、脳に聞いてみたのです。

もちろん、その場で答えをひらめいたわけではありません。

しかし、しばらくして、何気なくデータ分析をしながら作図をしていたとき、「この図は数式で表現できる」と気づき、脳の仕組みが有名なオイラーの公式に当てはまることを発見したのです。

私たちの脳は、運動系を境に、脳の後方にある聴覚系、視覚系、理解系、感情系などの脳番地で情報を取り入れ、脳の前方にある前頭葉に分布する思考系、伝達系などの脳番地でアウトプットします。

脳に質問を投げかけると、脳がその質問をしっかり受け止め解答しやすくなります。

まずは、何のための直感なのかを決めておかないと、脳はその直感が何を意味しているのか、まったくわからないために、せっかくひらめいても夢のごとく、脳から過ぎ去って忘れられていきます。

まれに、前後関係なく、意味もなく直感が浮かび、その内容が未来を暗示していることもあります。その場合は、「このひらめきは、何なの?」と浮かんだことに対して意識して話しかけてみることです。

ひらめきとの対話を開始することで、**伝達系脳番地が働き、直感を言語としてとどめたり、映像としてとどめることができます。直感をトラップするイメージ**です。直感が必ずしも言葉でアウトプットされて、左脳の伝達系脳番地でトラップできるわけではありません。むしろ、**非言語の直感のほうが頻繁に起こると考えられ、右脳の伝達系脳番地でトラップしやすい左利きが直感に強い**理由が説明できます。

前後の脳番地はネットワークでつながってお互いに作用しあいながら、最適な答えをこれまでに蓄えたデータの中から引っ張り出します。

そのために重要な脳番地が右脳の伝達系脳番地なのです。

■伝達系脳番地で直感を保存する

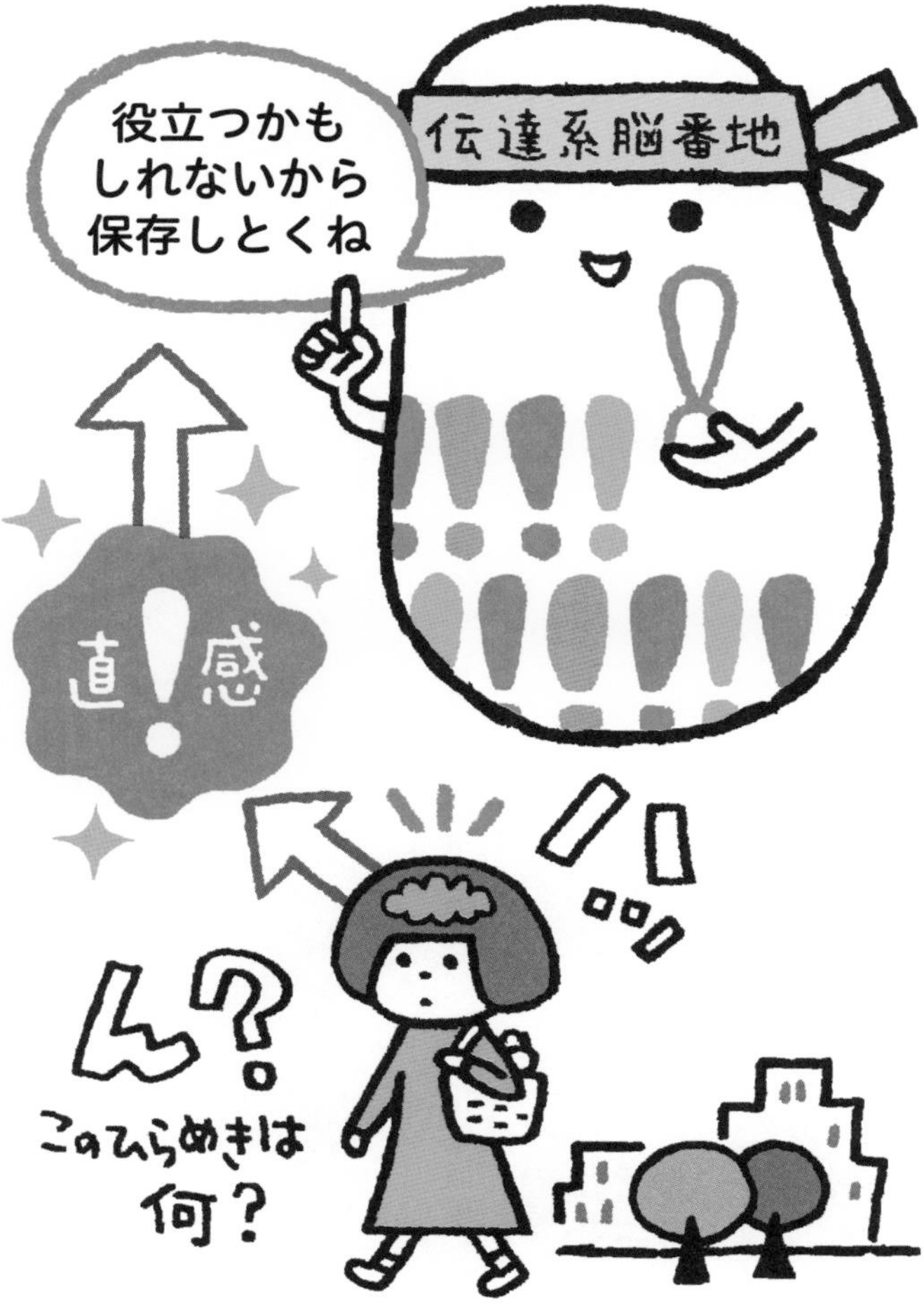
役立つかも
しれないから
保存しとくね
伝達系脳番地
直感
ん?
このひらめきは
何?

ステップ②
浮かんだことをメモする

左利きは直感を「言語化」しよう

私は30歳になってもまだ、ひらめいたことを言語化して確認、検証し、論文としてまとめることが大の苦手でした。

でも、私には常に「右利きに遅れをとっている」というコンプレックスがあり、「頭に浮かんだことは、言語化できて初めて右利きのレベルになれる」と考えていました。

そのため、何かひらめいたら必ず言語化する努力を欠かしませんでした。

直感の言語化を実践するようになってから、私の人生は大きく変わりました。

専門分野である脳科学で多くの実績を残すことができたばかりでなく、子どもの頃に「音読障害」だった私がスラスラと本を読み、100冊近くの書籍を出版するに至ったのです。

左利きの多くは、情報の「イメージ保存」がデフォルトです。そのため、浮かんだことを言葉でうまく表現できない場合も少なくありません。

でも、そこであきらめずに言葉にする努力をしてみましょう。

なぜなら、**浮かんだことを意識的に「右脳→左脳」に移して、あえて言語化することで、直感をカタチとして残すことができる**からです。

そうでないと、せっかくの巨大なデータベースである右脳でひらめいた直感が、そのまま同じように浮かんでいる他のイメージに埋もれてしまいます。

左利きの場合、多くの人はこうして言語化することで左脳だけでなく、右脳も働かせています。すると、さらに別のイメージが湧きやすくなり、どんどん直感が浮かびやすくなるのです。

いつもメモを持ち歩く

直感でひらめいたことを言葉に換えたら、消えてしまわないうちに、その場ですぐにメモしておきましょう。

私は、散歩に出かけるときも、夜眠るときのベッドの脇にも常にメモ帳を用意しています。スマホのメモ帳に書きとめるのでもいいでしょう。

きれいな字でていねいに書こうとしなくて構いません。

殴り書きでもいいので、たとえば、次のようにとにかく思い浮かんだことを言葉にして書きとめてください。

「東北の山が気になる」
「絵を描くための本」
「お母さんに電話をする」

■直感を言語化する

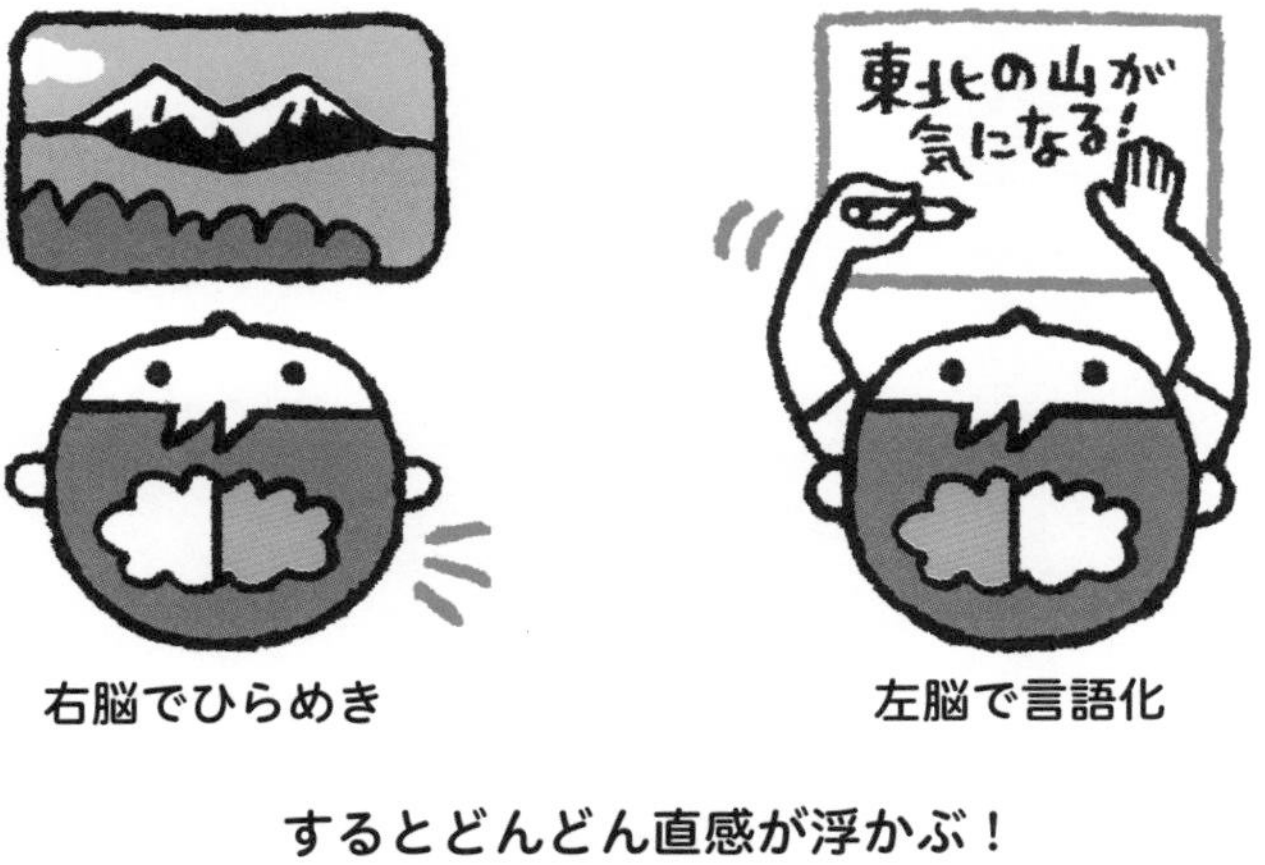
東北の山が
気になる！
右脳でひらめき
左脳で言語化
するとどんどん直感が浮かぶ！

もっと短く「かぼちゃ」「花束」「白い靴下」などでもかまいません。

読み返すと「どうして、こんなことを書いたのだろう？」と思うこともあるでしょう。

でも、そんなときはほんの30秒でいいので「なぜ、これが浮かんだのだろう？」「〝かぼちゃ〟に、どんな意味があるんだろう」と自分に問いかけてみてください。

すぐに答えが出ることもあれば、数日、数ヶ月してから「あ、このことだったんだ」と気づくこともあるはずです。

ステップ③実際に検証する

直感を文字にして残したら、そのとおりにできることから実践してみます。

たとえば、花屋さんに行ってみたら、親しい友人の誕生日が近かったことを思い出すかもしれません。

お母さんに電話をしたら、ちょうど中学校の同級生が遊びに来てくれたと教えてくれるかもしれないのです。

「偶然かもしれない？」と思っても、思いもかけないできごとに出会うと、直感を行動に移すのが楽しくなってきます。

ただ、もし期待したとおりの結果にならなくても「なんだ、やっぱり直感なんて当たらないんだ」とすぐにあきらめないでください。

直感は「言葉に残して→検証する」というステップを踏むことで、どんどん磨かれていくからです。

私の場合は、日常の診療や脳研究での直感の検証が、脳習慣になっています。

私のやり方をご紹介します。簡単で、だれでもできるものばかりです。

・ひらめきノートの書き方

①ノートを買って、「ひらめきノート」を1冊持つ

②「ひらめきノート」は、必ず1日1ページは使う。その日の年月日を入れる

③ひらめいたら、ノートにそのひらめきを書く

④1週間ごとに、ノートを見返してひらめきチェックをする

⑤ひらめきが何を示しているか考える

直感というのは、「未来への道しるべ」だと私は考えています。

そこで、1週間ごとに、ひらめきノートを見返して、その内容が、次のようになっているか確認します。

・ひらめきチェックのやり方

①ひらめいたことが、現実になっているか

②それを見て、何か書き加えたいことはないか。あったら書き加える

③気になることは、以前にもそのひらめきと似たことをノートに書いたことはないか、ノートを過去までめくって調べる

④そのひらめきが何か役立つことはないか考えてみる

これを行うのは、単なる妄想や自分の願望を直感と勘違いしている場合もあるからです。しかし、このひらめきノートのやり方を繰り返して実践すると、妄想や意味のない直感が少なくなり精度が向上してきます。

直感は未来でも役立つ

ひらめいたとおりに、すぐ行動すべき場合もありますが、直感は、時空間を超えるので、必ずしも、未来の一番近い時間のことを示しているわけではありません。

また、過去の別々の日の直感が積み重なって、一つになっていく場合もあります。


たとえば、10年後の啓示のような場合もあります。

アメリカで脳の研究生活をしていた頃、目の前のことを探求することで精一杯で、人に向かって講義できる状況ではありませんでした。

しかし、あるときしきりに「衆生《しゅじょう》に向かって説法せよ」とひらめきました。

その後、10年足らずで、年間100件近く講演をするようになりました。

また、同様に「会社を立ち上げたほうがいい」とひらめいたあとも、実際に8年後の2006年、「株式会社脳の学校」を設立しました。

30年後に現実となる場合もあります。医学部2年生のとき、文化祭で未来医学と称して、占いの催し物を開催したら、２００人以上の長蛇の列ができました。

この医学部の文化祭では占いが目的ではなく、未来予防医学についてパンフレットを作って配布しました。これは、当時21歳だった私の直感で、健康な人でも病気の人でも、もっと能力がアップする脳医学を目指す内容でした。

これも２０１３年に加藤プラチナクリニックを開業して、21歳のひらめきから30年ほどかけて実現しました。

一方で、信じられない直感もありました。外来で、ある患者さんを一目見たとき、「あ、まずい」と感じ、原因を探るため、すぐに入院を決定したことがありました。

その後、その患者さんは、入院手続き中に意識がなくなる事態となりましたが、その直感のおかげで早期対応ができました。

このように、直感が患者さんを救うこともあるので、不謹慎ながら、若い頃は、「直感医療」のすごさに毎日、自分の直感を検証しながらワクワクしていました。

私が脳画像診断にはまっていった理由は、直感をより正確に検証できるという理由が大きかったのです。

検証を続けると、当たる確率がアップする

普段の生活でも直感は容易に検証できます。
たとえば、朝、ベッドの中で、今日の朝の天気と夕方の天気を両方推測します。それをひらめきノートに書いておいて、朝と夕方、その直感を検証するのです。

その他にもあります。
ある人のことが突然脳裏に浮かんだら、それをノートに書くのです。するとその日のうちに電話、メール、封書などを受けとることがあります。

そのとおりにならなくても、繰り返していると、直感の感覚がつかめてきて、当たる確率と当たらない確率の感覚の違いが自分でわかります。

スーパーステップ④
自分の直感のクセに気づこう！

直感には、その人にとって得られやすい時間帯や場所があります。

①直感にはキータイムがある

たとえば、私なら、朝方の夢の中と家を出ようとする前後30分です。

ひとそれぞれに直感が得られやすい時間帯があるので、その時間はむしろ、直感を待つような気持ちで過ごすとよいでしょう。

②直感にはキースペースがある

たとえば、トイレや家の外の道路、座って立ち上がった瞬間などです。

私は直感場所も意識しており、旅先のホテルの初日はかなり直感が湧きます。

海外のカフェで勉強しているときは、あふれるように直感が湧いてきます。

③直感をもたらすキーパーソン

不思議と人に会うと直感が湧きますが、一方で、会うと脳みそがフリーズするような人もいます。ですから、会うと直感が湧く人をリスト化し、逆に直感が得られない人をブラックリストにいれます。

こうすることで、快適な人間関係も作ることができます。

「直感」をもっと伸ばす脳トレ

直感を生み出す

・散歩をする

私はほとんど毎朝、クリニックがある白金台から目黒近辺を50分から1時間ほどかけて歩きます。

朝の散歩時間を「ひらめきタイム」にしているのです。

私のこれまでの経験から、最もひらめきやすい散歩のやり方をお話ししましょう。

まず、散歩に行く前に、昨日やり残したことを思い出したり、今日の課題を確認したりして頭に入れておきます。

■景色を眺めながら散歩を楽しむ

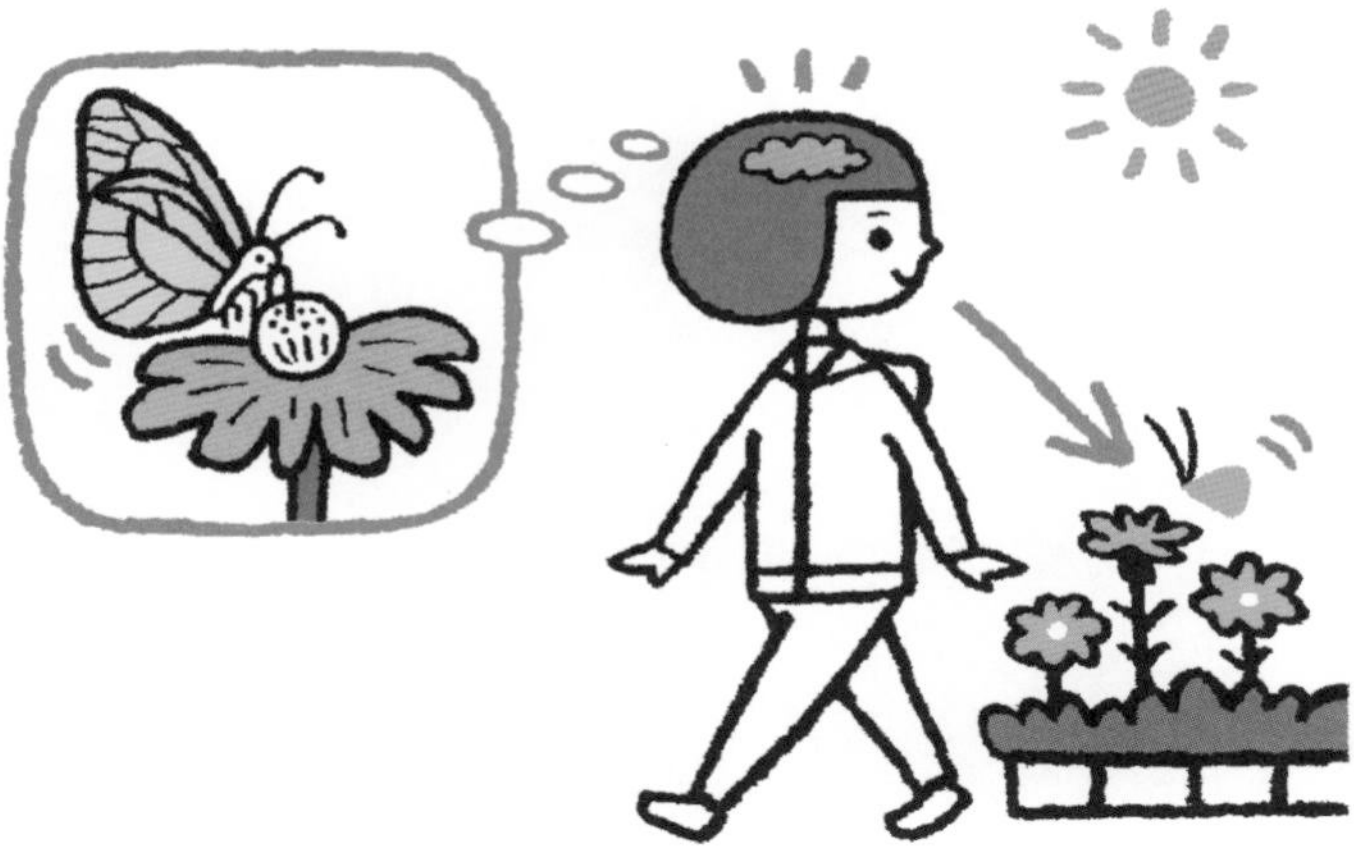

そして散歩をしている間は、課題についてはいったん忘れて、咲き始めた花を見たり、花にとまる蝶の模様に注目したりして、散歩を楽しみます。

すると、運動系だけでなく、記憶系、視覚系、聴覚系、思考系などの、多くの脳番地のスイッチを、起きたばかりの状態から切り替えることができます。

そして、脳を活性化することでひらめきやすくなるのです。

・ルーティンになっている行動を変える

直感を得やすくするためには、散歩でなくてもいいのです。

やるべきことの合間に、ちょっと外に出て深呼吸をする、窓の外の景色を眺めてみるなど、今、抱えている思考から離れ、ほんの少しの間でもいいので脳を解放してあげる時間を持つといいでしょう。

また、いつもの通勤路の一本手前の道で曲がってみる、普段は入らないコンビニに入ってみるなど、ルーティンになっている行動から外れてみるのもいいでしょう。

「いつも同じ」だと脳への刺激が薄れてしまうからです。

たとえば、赤い色を見た瞬間、脳は覚醒しますが、見続けていると脳はあまり活動しなくなります。

そのため、私も散歩のコースは毎日変えていますし、歩くスピードも一定ではなく意図的に変化させています。

また、私は気分を変えるために、とっておきの高級な紅茶を淹れてみたり、場所を変えてカフェで仕事をしたりすると直感が浮かびやすくなります。

常に新しい刺激を与えることで、直感を生み出しやすい脳になるのです。

・○○になったつもりで！

「○○になった」つもりになるのも、直感を生み出すコツです。

カメラマンになったつもりで旅に出れば、視覚系脳番地や右脳の伝達系脳番地が活性化しやすくなり視覚的にひらめきます。

詩人や俳人になったつもりでおでかけすれば、聴覚系や左脳の伝達系脳番地がイキイキして直感的な言葉を生み出します。

20歳サバを読んで生活すれば、20代に使っていたときの脳番地が蘇り、若々しいひらめきがやってきます。

直感を拾い上げる

・夢分析をしてみる

夢は直感と同じように、私たちにいろいろなことを教えてくれます。

子どもの頃に読んだ、日本人初のノーベル物理学賞受賞者である湯川秀樹の伝記にも「寝る前に枕元にノートを置いておいて、夢で何か浮かんだら起きて書いておく」と書いてありました。

私はそれを読んで「同じことをすれば、自分も頭がよくなるのかな?」と考えて、夢をメモすることを始めました。

でも、脳のデータ量が少ない子どものうちは、書くのはたわいもないことばかりでした。高校生、大学生、そして20代、30代と知識と経験が増えるにつれて、夢の精度が上がってきたのです。

たとえば、寝る前に完成させた原稿について、夢に「これとこれが足りない」と出てきて、朝起きて読み返してそのとおりにしたら、よりよいものになったということなどは、しょっちゅうあります。

私はフロイトの夢分析について学んだり、夢占いの本を読んだりもしました。ただ、それは妄信的に夢が教えてくれることを信じようとしたり、活用しようとしたわけではありません。

私は、夢を見たらメモしておいて、翌日、「なぜ、今日この夢を見たんだろう」「昨日じゃなかった理由はあるのか」「どういう意味が考えられるか」などと、夢占いや夢分析の知識をもとに考えます。

そうすることで、それまでは思いつかなかった選択肢が増えて自分の思考力と理解力が高まるからです。

忘れないうちに書き出しておくことで、直感を拾い上げるトレーニングになります。

直感を現実化する

・**浮かんだことに優先順位をつける**
左利きは、直感は浮かびやすいのに、ひらめいたことを現実化することがなかなかできません。

左利きは、右脳にたくさんの情報がプカプカ浮いていて、どれが大切なのか優先順位がついていません。そのため、せっかく直感としてひらめいても、なんとなく流してしまい実行に至らないことが少なくないのです。

そこで、私は**浮かんだ情報に優先順位をつける**ようにしています。

たとえば、夢に「原稿の3章にクリニックの実例を入れる」と出てきて、起きてからも「原稿に追加」という直感が何回も浮かんできたら、それは自分にとって重要なことだと判断して1番に行うようにします。

夢には足りてないことや、忘れていたことが出てくることが少なくないからです。もしくは、1日の始めに、浮かんだ直感のメモを並べて「どれからやればいいだろう?」と自分に問いかけてみるのもいいでしょう。

または「To Doリスト」を作成し、順に実行していくことで、直感の可能性を現実世界に落とし込んで活用していくことができます。(「To Doリスト」のつくり方は4章で紹介します)

・**「憧れの人だったらどうする?」で、壁を越えていく**

私はよく「アインシュタインが、もし今生きていて脳科学を研究するとしたら、何をどうやるだろう?」とか「お釈迦さまが脳科学を研究するとしたら、なんの研究をするのかな?」などと、脳に問いかけてみます。

イメージするのは世界の偉人でなくても大丈夫です。

10年後、20年後の成長した自分だったら、どうアドバイスするか。

もしくは、身近にいる尊敬できる上司や著名人でもかまいません。

「あの人だったら、こんなとき、どうするだろう?」などと、自分ではない他人の考えを借りるよう想像してみてください。

私たちは、知らず知らずのうちに自分なりのパターンに沿って考えたり、持っている「常識」などの枠の中で発想しがちです。

そこで、**「憧れの人だったらどうする?」と仮定してみることで、視野が大きく広がります。**

そうすることで、普段なら思いつかないような直感が湧いてきます。

そして、浮かんだ直感をうまく活かすことで、自分の限界を超えて大きく人生を変えていくことができるのです。

■「憧れの人だったらどうする？」で壁を越える

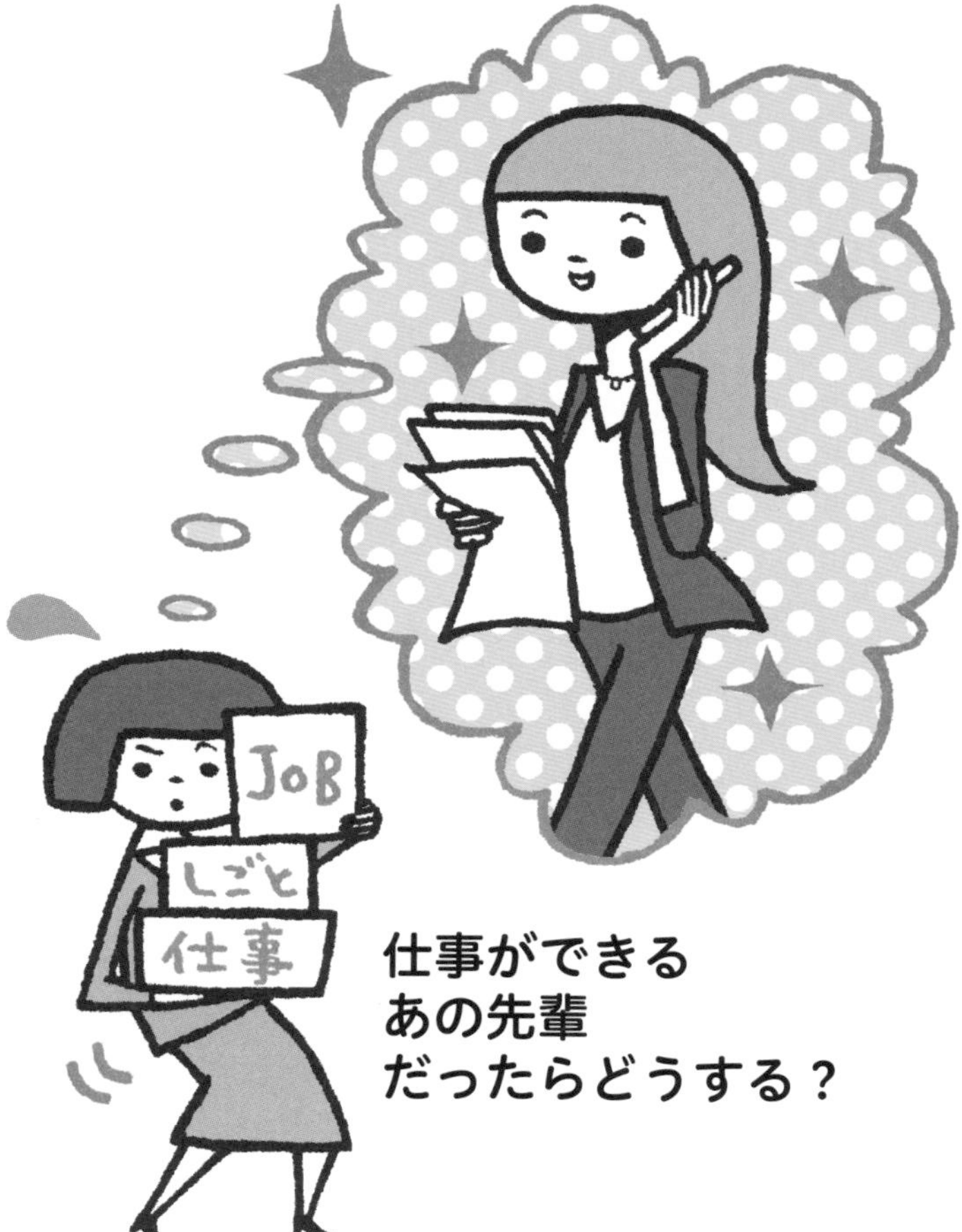

仕事ができる
あの先輩
だったらどうする？

column

スポーツをするとき、左利きが有利?

スポーツの世界で左利きは、「サウスポー」や「レフティ」などと呼ばれ、特別扱いをされています。

左利きだというだけで「スポーツ系の部活からの勧誘が多い」という話もよく聞きます。

では、実際に左利きはスポーツで有利なのでしょうか。

たとえば、大人数で行うバレーボールやホッケーなどの競技では、左利きに左右逆で攻め込まれると、非常にやりにくいはずです。

野球の場合、左利きのピッチャーの球を打ちにくいのはもちろんですが、左打ちのバッターは、右打ちでホームベースの左側に立つよりもバッターボックスから1塁までの距離が明らかに近くなるため、優位だと言えます。

バスケットボールやサッカーなど、両手や両足を使う競技でも、見慣れないコースに相手がくるのは嫌がられるでしょう。

左利きの強みがさらに発揮されるのは、単体や少人数で行う競技です。テニスやバドミントン、卓球などのラケット競技で左利きは、フォアハンドとバックハンドが右利きと反対で弾道が変わるため、相手に嫌がられるはずです。

最も影響が大きいのは、武道や格闘技でしょう。

右利きは、慣れない左側から攻め込まれると疲労が大きく、集中力を失いやすくなるため、左利きの選手のほうが勝率が高いという研究結果もあります。

もちろん、利き手が勝敗に関係ない競技も存在します。

たとえば、体操や水泳などの個人競技は、利き手による差はあまりないでしょう。ただし、スコアではなく相手と対戦する競技では、左利きが有利なのは間違いありません。

人口の9割の右利きは、わずか1割の左利きと出会う確率が少なく、練習機会が少ないため、左利きを攻略しづらいのです。

第2章 「独創性」がすごい

——豊かなアイデアが生まれる

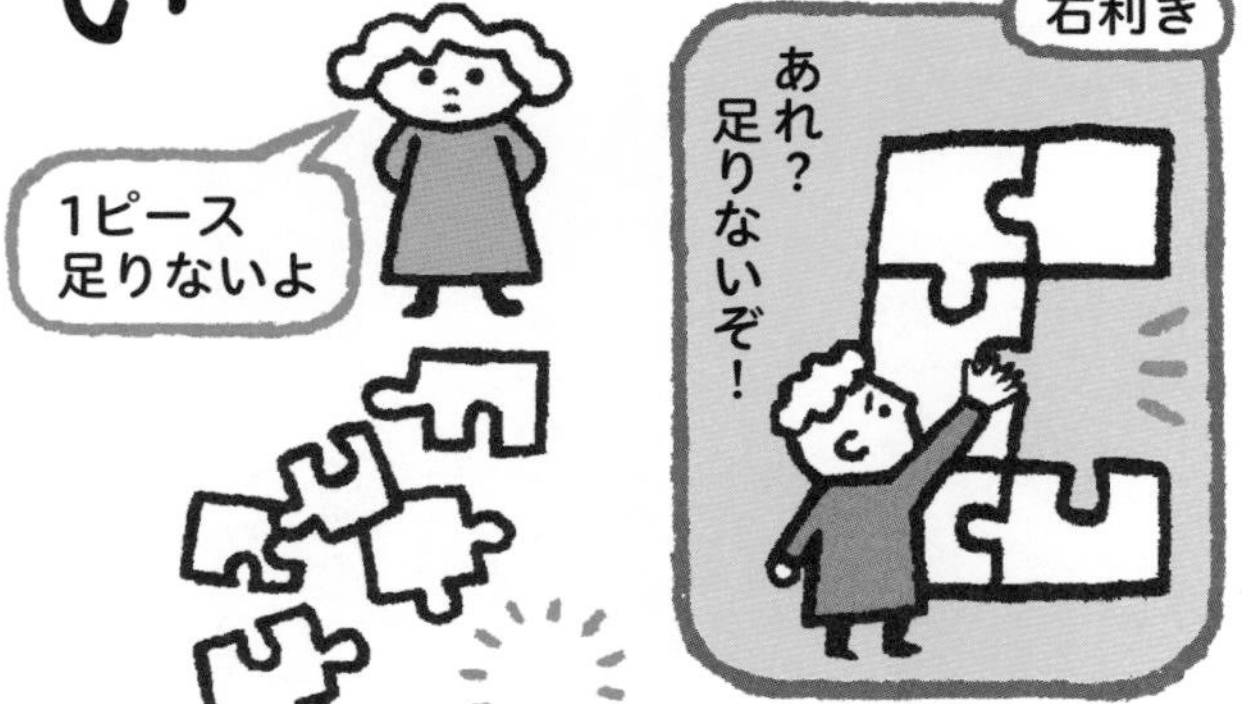

完成形が見るだけで浮かぶ左利き

「イメージ記憶」が選択肢を増やす

左利き独特の脳の使い方が生み出す、すごい個性の2つ目は「独創性」です。

左利きはそもそも、9割の右利きとは脳のネットワークの構造が異なります。

そこから、大多数とは異なる個性が備わっていると言えます。

そして、右利きとは異なる回路で常に脳を使っていますから、本人にとっては普通でも、周りから見ると独創的にならざるを得ないのです。

最も大きな脳の使い方の違いは、右利きは主に言葉で情報をインプットするのに比べ、左利きは「**目でとらえた情報をイメージで記憶する**」傾向が高いことでしょう。

言語を扱う左脳は、情報を一つ一つ、ゆっくりと理論的にとらえていきます。

一方で右脳は、カメラがシャッターをきるように、全体を瞬間的にイメージで保存します。

パソコンやスマホでテキスト情報を保存しても、使用する容量はほんのわずかです。それに比べて、画像や動画などは比べものにならないほどデータサイズが大きいでしょう。

脳のデータも同じように、イメージで保存してあるとデータの容量が圧倒的に大きいのです。

情報量が多ければ多いほど、そこから取り出せるものが増え、さらに多様なカタチで発展させやすいと言えます。

だから、**左利きの脳は選択肢が多く、既成の枠におさまらない発想ができます。**

また、**左利きは画像として浮かんだデータを掛け合わせて、さらに新しい情景をイメージすることにも長けています。**

時間的にも場所的にも、まったく関連していない画像を並べて新たな発想を生み出すことができます。

これは1章の「直感」にも通じるのですが、私はふと浮かんだ画像の組み合わせから得られる印象に従って行動し、窮地を免れることがよくあります。

たとえば、何気なく振り向いた場所に持っていくべき書類があったり、なんとなく気になる人が浮かんでメールをしたら、相手が約束を忘れていたりすることなどが何度もあるのです。


また、**左利きが、イメージ記憶を存分に活用するためには、情報を左脳に移して言語化する意識を持つこと**です。

そうすることで、莫大なデータを有効に利用して、独創性に磨きをかけることができます。

■右脳はイメージ記憶が得意

たとえば

教科書は写真のように
覚えていて

テストのときは
脳内でページをめくる！

「みんなと同じ」でないからこそ工夫するクセがある

私は自分が左利きのため、数少ない同志である左利きを見つけると観察するクセが身についています。

たとえば、クリニックの受付で名前を書く様子を見ると、左利きはペンを右側に傾けたり用紙をナナメにしたりして、それぞれに素早く書き込む工夫をしています。

右利きだったら、枠の中に名前を書くことは、よくある作業の一つとしてなんの問題もなく、さっと終わらせるだけでしょう。

でも、左利きは子どもの頃から、みんなはできているのに「自分は、なんでうまく書けないんだろう」「どうすればきれいに書けるのかな?」と考えて試行錯誤してきた人が多いはずです。

その結果、書きあがった文字も十人十色で非常に個性的なのです。

字の書き方だけではありません。

左利きは、人生のあらゆる場面で「みんなと違う自分」はなぜなのか、そして、どうすればまわりと同じようにできるのか、さまざまな視点で考え抜いています。


たとえば、左利きがある意見を聞いて「自分は違うな」と思ったとしましょう。

左利きの思考はそこで終わりません。

「こう思うのは、自分がおかしいから?」「それとも、内容の理解が足りないのかな」などと、あらゆる角度からなぜ自分だけ異なるのか考えます。

そのため、右利きに比べて一つのことに対して考える時間が圧倒的に長く、そのぶん情報量も増大します。

そうして左利きは、独自の発想を生み出していくのです。

「みんなと同じではいけない」意識が独創性を生む

昭和の文人、小林秀雄は「模倣は独創の母である、唯一人のほんとうの母である」と「モオツァルト」の中で書いています。

私は18歳のときに小林秀雄のファンになり、必死で著作を読み漁り、影響を受けました。たしかに、模倣は教育的意義も深く、脳を成長に導きます。

しかし、独創に行き着くまでは容易ではありません。

たとえば、発達障害の大人では、模倣は得意でも、独創性に欠ける場合も少なくありません。

また、左利きが右利きの模倣をするのは、右利きが右利きの真似をするよりかなり厄介です。

この厄介さが、脳の仕組みにしみこんでいるため、「みんなと違う」というコンプレックスから、いつの間にか抜け出していて、「みんなと同じではいけない」意識が強くなり、おのずと独創性を育むと考えられます。

そして、脳が厄介さを感じるときは、脳番地の新しい領域が成長し始めるサイン

です。

これまでの脳番地の使い方ではうまくいかないので、他の脳番地を使い始めているのです。

このサインを見逃さず、やっているものごとを継続して、おのずと独創的な結果がついてくるのは左利きに備わっている特性と考えています。

左利きは、この特性を意識するだけで創造性の扉が開きやすくなります。

「注意深く観察する力」がアイデアの畑を耕す

脳科学の世界では「ミラードローイング」をすると、視覚系脳番地の他、前頭葉にある運動系、思考系、伝達系の脳番地が特に刺激されることがわかっています。

「ミラードローイング」とは、鏡に映って反転した像を、鏡を見ながら描くことを言います。

左利きは右利きの行動を見ながら、毎日のようにミラードローイングをしているようなものです。

特に幼い頃は、右利きの箸の持ち方を反転させてイメージしたり、右利きのペンの使い方を、左手でやったらどうなるかを考えるなど、指の角度や動かし方まで、**細部にわたり観察しなければならない状況に置かれているため、必然的に注意深く**

見る力が身についているのです。

私は、こうした毎日の積み重ねが、左利きの持つ新たな発想のタネになっていると考えます。

多くの人は「新しいアイデア」は、どこからか降ってくるものだと考えています。しかし私は、アイデアとは「畑にまいた無数のタネから発芽したもの」というたとえがピッタリだと思うのです。

芽が出るか出ないかわからないけれど、ものごとを細部にわたり観察し、考えることを繰り返す、そうしてアイデアの畑を耕した結果、栄養をたっぷりと補給したいくつかのタネが発芽します。

無意識に「足りないものを補完」している

左利きは、他にも無意識のうちに「アイデアが生まれやすい土壌を作る」行動をとっています。それが、「**足りないものを補完する**」ことです。

2020年に、私は世界で初めての「ラジオ聴取と脳の成長の関係」を調べる実験を行いました。

1日2時間以上、1ヶ月にわたりラジオを聴き続けてもらった結果、ラジオを聴くことは左脳の言語記憶を刺激するだけではなく、視覚的な想像力も呼び起こし、右脳の記憶系脳番地も成長させていたことがわかりました。

これはまさに、音声としての言葉を聴覚系脳番地が認識したあと、視覚系が足りないイメージを補完して記憶していたということです。

左利きは、このような「補完能力」を日々、鍛えています。

「今、あるのはこういうこと」と現状を認識し、細かく観察することによって、左利きである自分に足りないことが見えてきます。

そうして、**何をプラスすればいいのかを常に考えるのは、アイデアを生み出す脳の使い方そのもの**なのです。

左利きが独創的なのは「宿命」

同じ場所で同じ時間に、同じ行動をとっていたとしても、利き手が違うと、脳にフィードバックする体験の性質が異なります。

そのことが、少数派である左利きを「独創的」にしています。

左利きと右利きの「脳体験」が違う大きな理由の一つは、**利き手が異なる人は同じ視点でものを見ていない**からです。

人は利き手がある方向により注意を払っています。右利きなら右側、左利きなら左側です。つまり、左利きは同じ場所にいたとしても、右利きとは違う方向を見て、違う音を聴き、違う感覚を覚えていると言えるのです。

また、人はまわりと接するときに無意識のうちに自分の得意な脳番地を使って情報を得ようとします。

たとえば、文字を読み、人の話を聞いて記憶するなどの言語能力が高い右利きは、9割を言語の情報から取り入れ、残りの1割を非言語の情報から読み取るとしましょう。

一方で左利きは、6割を言語、残りの4割を非言語の情報から得るとしたら、右利きと左利きでは、取り入れる情報のうち、3割の言語情報の違いが生まれ、さらに非言語でも3割もの違いが生じます。

これが日々積み重なったら、どれほど大きな相違が生まれるでしょうか。

同じように生きても「脳体験」が違う

実際に、右利きと左利きに同じ課題をやらせても、脳の反応が異なっているという研究は数多く報告されています。

これはつまり、**同じように暮らし、生きていても、右利きと左利きの脳体験は大**

■日々の積み重ねが独創性をつくる

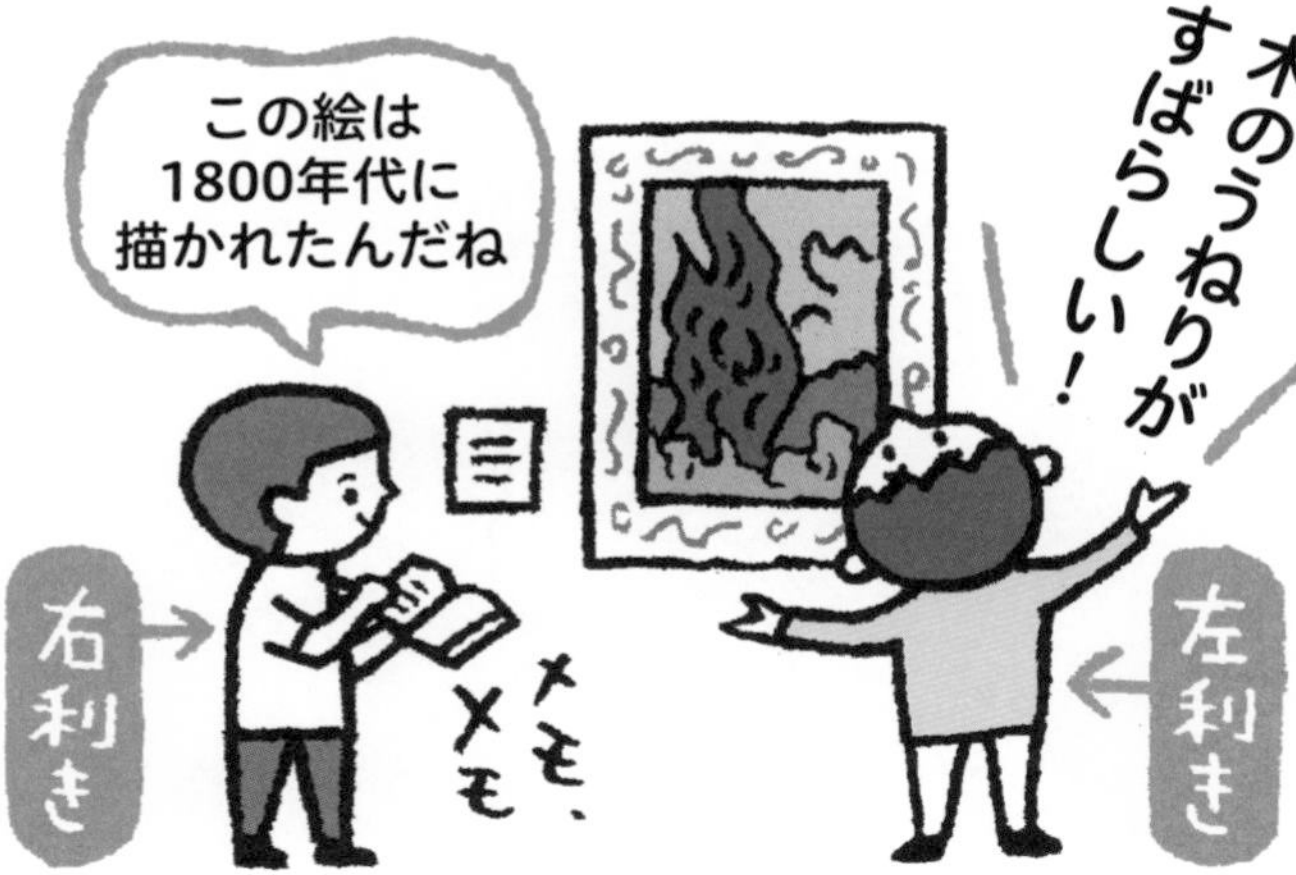
この絵は
1800年代に
描かれたんだね
木のうねりが
すばらしい！
右利き
左利き
メモ、
メモ

幅に違うということです。

たとえば、同じ日の同じ時間に、同じ山に登り、右利きが「楽しい1日だった」と言うのと、左利きが「楽しい1日だった」と言うのでは、まったく異なる体験を示しているのかもしれないのです。

こうした積み重ねによって左利きは、毎日の生活を送る中で自分なりの個性を築き上げていると言えます。

左利きは「天性のコピーライター」

左利きが持つ豊かなアイデアが発揮されるのが、広告などのコピーライティングの分野です。

「え、言葉を扱うのは左脳だから、コピーを書くのは右利きが得意なんじゃないの？」と、あなたは思ったかもしれませんね。

もちろん、言いたいことを論理的に文章で説明するのは右利きが得意かもしれません。でも、一言でイメージがパッと伝わるようなコピーを書くセンスがあるのは、断然、左利きなのです。

西脇順三郎の詩集『Ambarvalia』に「天気」という3行の詩があります。

「覆《くつがえ》された宝石」のような朝
何人か戸口にて誰かとささやく
それは神の生誕の日

このたった一言の「覆された宝石のような朝」を読むだけで「宝石がちりばめられたようなキラキラした朝の光」がイメージできるのではないでしょうか。

私は、こうして読んだらすぐ情景が目に浮かぶような「イメージ言語」を作るのが、上手なコピーライティングだと考えます。

「宝石」「朝」「覆された」という言葉は、みんな知っているでしょう。

このバラバラの単語を結びつけるのが「イメージ」です。

左利きは、カメラのシャッターを押すように、瞬間的に画像で情景をとらえるのが得意です。そのイメージに言葉を結びつけて、独自のコピーを書くことができるのです。

本質をとらえる右脳

また、そもそもコピーとは、伝えたい概念を短く言葉で表したものです。

言葉を組み立ててメッセージを構築するよりも先に、そのものの本質をとらえていなければなりません。

そして、全体をとらえる視野を持つのが右脳です。

つまり、コピーライティングは包括的に本質をとらえて言葉にできる左利きが得意だと言えるのです。

「無意識のトライ&エラー」が独創性を育てる

「個性的なアイデア」という芽が出ても、しっかり育ててあげなければ実のなる大木には育ちません。

実は、私はADHD(注意欠陥・多動性障害)の脳の傾向が強いため、35歳くらいまでは頭に何か浮かんだら「あれもやりたい」「これもやりたい」と、あちこちに手をつけてどれも中途半端に終わっていました。

思いついたらすぐにカタチになったり成果が見えたりしなければ気がすまず、せっかくのアイデアを活かしきることができていなかったのです。

ところが、アメリカのミネソタ大学放射線科に招かれて研究を始めたとき、当時の上司の「一つのことに専念してみなさい」という一言がきっかけで、アイデアを忍耐強く、深く掘り下げて育てることに目覚めました。

それ以降、私の人生は大きく変わりました。

私の例でお話しすると、１９９１年に発見した「fNIRS《エフニルス》法」は、頭皮の表面から近赤外光を照射して、光が脳内で散乱して再び頭皮上に戻ってくる光を集積することで、脳の活動を血液中のヘモグロビンの動態から計測します。

その後、画像化の精度が高いＭＲＩが多く研究されるようになりましたが、人間が仰向けで動かずにいないと計測できないなどのさまざまな問題点がクローズアップされました。

そして、その間「もっと、脳の働きを簡単に精度が高い方法で計測できないか」と考え続けた結果、２００２年に頭皮の表面から、ヘモグロビンよりも1万分の1小さい酸素の動きを計測する技術「ベクトル法fNIRS《エフニルス》」を生み出したのです。

この間、10年以上もかかっています。

発明のコツをつかんだ私は、人の個性を脳画像化して捉えて、強み弱み、適職まで鑑定できる加藤式ＭＲＩ脳画像診断法（脳相診断）を開発しました。これは、

1991年に発表した後、2003年にノーベル医学生理学賞を受賞したポール・クリスチャン・ラウターバー博士にも認められた研究でしたが、2008年に完成するまで17年かかりました。

生まれたアイデアをじっくりと養うことで、想像以上の収穫を手にすることができるようになったのです。

アイデアをカタチにするには?

実際に、生まれたアイデアをどうやってじっくり育てるのか、簡単に説明しましょう。

たとえば、「これまでにないスタイルのコップがほしい」と考えたとしましょう。

「こんなカタチがいいかな?」と思うものをまずは書きとめておきます。

それが、アイデアの小さなタネになります。

そこから少しずつ、陽にあてたり水をやったりして育てていきます。

具体的には、コップのことを頭の片隅に置いて忘れずにいて、新しい何かが浮かんだら書き加えてふくらませ、少しずつバージョンアップしていくのです。

「ピカソだったらどんなコップを作るかな？」「岡本太郎なら、どうするだろう」などと、1章で紹介した「憧れの人だったらどうする？」のように脳に問いかければ、新たなアイデアが広がることもあるでしょう。

それを1ヶ月、3ヶ月、半年、そして、1年、2年と続けていけばいいのです。


私は30歳を超えてから、こうして続けることを学びましたが、多くの左利きはそもそも成長するなかで、無意識のうちに忍耐力を養っています。

なぜなら、**「右利きならあたりまえにできることがうまくいかない」というマイナスからのスタートを克服するために、日々、トライ＆エラーを繰り返しているか**らです。

その上で左利きは、「アイデアを育てる」という意識を持ちましょう。

そうすれば、アイデアをカタチにする確率がグンと高まるでしょう。

「少数派」でも突き進めばアイデアが育つ

左利きが、時間をかけてアイデアを育て独創性を発揮するために、気をつけるべきポイントがあります。

それは、**他人の評価に振り回されない**ということです。

そもそも、左利きは生まれたときから少数派です。

絶対数が少ないうえに、脳の違いから意見も少数派になることが多いでしょう。

また、そのようなときに左利きの独創的なアイデアを認めてくれる人は、そう多くはないはずです。

しかし、まわりに理解されないからといって、自分の考えが「価値がないこと」だと思わないでほしいのです。

独創的であるほど反対されやすい

私は30歳のときに、脳の活動を計測する「fNIRS《エフニルス》法」を発見し、同時に脳のMRIネットワーク活動画像法を発表しました。

この二つの世界的なトップ技術が、現在の脳活動の画像化の発展に大きく貢献しているのは間違いありません。

しかし、画期的で独創的な技術であればあるほど、これまでの「あたりまえ」にそぐわずに反対意見が多く出るでしょう。

そこでまわりの見る目や評価に左右されて自信を失ってしまうと、アイデアを育てる忍耐力が失われてしまいます。

くじけそうになったときに、私がどうしたかというと、**まわりの言うことではなく、昨日の自分と比べてどのくらい進歩したかで、自分自身に点数をつける**ようにしました。

「これができたら昨日よりプラス1」「ここまでできたら、目標までの10の道のりのうち2進んだかな」などと、一歩一歩、階段を登るように、自分の足元をたしかめながら前に進むようにしたのです。

左利きが主に使う右脳は、まわりの環境情報を、五感を使ってフルに取り入れています。そのため、どうしても環境に影響されやすい側面があり、他人の意見を気にし過ぎることも少なくありません。

そんなときは、どんなに小さな進歩でも、まずは自分で認めてあげること。

そうして、アイデアのタネを時間をかけてじっくり育てていきましょう。

＞＞＞　脳科学的小話　＜＜＜

HSPと左利きの関係

HSPは心理学上の概念ですが、これを脳科学の観点から捉えると、右脳感情が左脳感情を上回ると引き起こされる脳の仕組みと理解することが可能です。

このことは、拙著『「優しすぎて損ばかり」がなくなる感情脳の鍛え方』（すばる舎）でも述べましたが、右脳感情は、他人の気持ちなど周囲の環境から感情情報を得ます。一方、左脳感情は自分の気持ちを生成することに関係しています。つまり、他人感情が自己感情を上回ると、私たちが自覚できる感情の範囲がとても広くなり、周囲に敏感になります。

感情脳の仕組みから仮説を立てると、左利きは右利きよりもHSPになりやすいと考えています。左利きは、右利きよりも右脳を育てやすい反面、左脳感情の発達が遅れやすい可能性があります。

ただ、私もそうでしたが、自分は自分と考え、自己感情を高めていくチャンスが多くなると、単にHSPで悩むのではなく、HSPの感性を創造的に使いこなせるようになります。

「独創性」をもっと伸ばす脳トレ

未経験のことにチャレンジする

・**本を反対から読む**

毎朝、同じ時間に起きて、同じメニューの朝食を食べ、同じ電車の同じ車両に乗って会社に行く。

いつもと同じ仲間と仕事をしたら、家に帰って同じ銘柄のビールを飲んで、決まったジャンルの動画を見る。

こうして「いつも同じ」ルーティンで生活をしていると、脳は一部の機能しか使わずにすむため、働かない脳の機能はどんどん劣化して独創性どころではなくなってしまいます。

自分ならではのアイデアを生み出しやすくするには、日々、未経験のことにチャレンジして脳番地をまんべんなく刺激し、新しい情報を取り入れることです。

これまでやったことがない何かにチャレンジするといっても、難しく考える必要はありません。

簡単にできて効果が高いやり方の一つが、これまでに読んだことがある本を、後ろのページからめくってみることです。

一般的に日本語で書かれた書籍は、縦書きで文字が右から左に書かれています。

そのため、普通はページが終わる左側を順番にめくって読み進めます。

それを、最後のページから読み始め、一段落終わったら前へ前へと戻っていくのです。

ランダムにパッと開いたページから、読み始めるのもいいでしょう。

私はよく、原稿を書いていて行き詰まると、縦書きを横書きに変えてみたり、フォントを変えたりして変化させます。

そうすると、間違いに気づいたり、入れるべき内容を思いついたりするのです。

好きなものを断ってみる

脳に新しい刺激を与えるには、自分の好きなものやお気に入りの習慣を一時的に断ってみるのもいいでしょう。


たとえば、私は以前、コーヒーが大好きで毎日何杯も飲んでいました。

ところが、あるとき病院に検査入院しなければならなくなったのをきっかけに、コーヒーをやめてみたのです。

すると、カフェで仕事をしようとするとき、ジュースか紅茶しか頼むものがありません。一般的なカフェでは、コーヒーは何種類ものバリエーションがありますがその他のドリンクはわずか1〜2種類しかなく、コーヒーの代わりに紅茶を頼むようにしたら、すぐに飽きてしまったのです。

そこから「もっと、おいしい紅茶はないのかな」と探すようになりました。

そして、日本国内はもちろん、海外に出かけたときも、これまで何十年も興味を持ったことがなかったハーブティや紅茶の店を探して出かけるようになったのです。

こうして、**自分の興味の領域が変わると新しい情報を得ようと行動が変わります。**

その結果、**ものごとの見方や考え方が変化して、独自のアイデアを生み出すタネが増えていく**のです。

神社仏閣にお参りする

お寺や神社、そしてパワースポットと呼ばれる場所を訪れると、神聖な気持ちになります。

本を読んでいるとき、料理を作っているとき、散歩をしているときなどとは明らかに異なる感覚が湧いてくるでしょう。

私はこれを普段とは違う脳の使い方をしているからだと考えます。

こうした細やかな違いに気づくようになれると、同じような行動を繰り返していても、毎回異なる意味を見つけられるようになります。

たとえば、同じ時間に同じコースで散歩をしていても、昨日とは違う空気や異なる人の流れがあります。

もし、あなたが定期的にお寺や神社をお参りするとしても、必ず以前にはなかった装飾や季節の移り変わりを感じさせる植物などが目に入るはずです。

一つの体験から、異なる意味を感じることで、自分なりの細かい脳のネットワークが育ちます。

そして、少しずつ、あなたらしい脳の使い方ができるようになって、他の人がすぐには真似できないような独創性が生まれてくるのです。

あえて不便な状況にしてみる

私は新潟県の寺泊町野積（現長岡市）で生まれ育ちました。

当時の野積は、今では考えられないほど何もない場所で、コンビニはおろか、ほとんど店がありません。数キロにわたる範囲であったのは、日用雑貨を扱うお店が1軒だけでした。

そのため、祖父と釣りに行くときも、竿や釣り糸、重りなどはほとんど買った覚えがありません。山で竹を切って竿の代わりにするとか、糸は近所の漁師にもらうとか、あるものやそのときの環境でなんとかしようとするのがあたりまえの毎日でした。

現代は、家から一歩も外に出なくても、食べものをオーダーしたり会議をしたりできる便利な世の中です。

でも、ときには「1円もお金を使わないで、休日を楽しんでみる」とか「冷蔵庫にあるものだけで料理をつくる」、または「パソコンに触らない日をつくる」「コンビニやスーパーに行かない日をつくる」など、お金や文明の利器を使わずに過ごす日を作ってみましょう。

こうして不便な状況に自分を追い込んでみるのも、思考力を高めるいいトレーニングになります。

いいアイデアの真似をしてみる

「自分だけのオリジナル」を生み出そうとするとき、いいと思うアイデアや行動を真似することから始めるのも非常に効果的です。

人の真似をするというと、いいイメージを持たない人も少なくありません。

しかし、**「自分より優れた人の知恵を借りる」**と考えればいいのです。

たとえば、写真を撮ることに興味があるとしたら、まずまわりはどんな機材を使っているのか、どんなライティングをしているのか、構図はどうかなど、同じようにやってみます。

そして実践してみたら、そこから「さらによくならないか?」「もっと、こうするにはどうしたらいいか」と考えるのです。

真似することを最初の一歩として、自分なりに工夫して発展させていく。

そうすれば、単なる「パクリ」にならずに独創性を育てていくことができます。

必要性を考えてみる

生まれたアイデアは、じっくり育ててあげることで自分なりの独創的なものになっていきます。

その過程で私がよくやるのが「必要性を考えてみる」ことです。

コップの例で説明すると「これまでにないスタイルのコップがほしい」と考えたとしましょう。

「こんなカタチがいいかな？」と思うものをまず書いてみます。

そして「なぜ、このカタチなの？」から始まり、

「誰がほしいと思うだろうか」

「このコップがあったら喜ぶ人がいるかな」

「どんなときに使えばいいか」

「このコップが生まれたらどんな世界が広がる？」など、世の中や多くの人にとっ

てどう役立つのかを考えてみるのです。

問いかけて出てきた答えは、もとのアイデアからつないでマップとして書き込むことで、どんどん広がっていきます。

こうして、さまざまな角度から光をあて養分を注ぎ込むことで、アイデアは大きく個性的に育っていきます。

正当なら、逆流でもとことん正義を通してみる

人からの非難や悪口は、ときに創造性を生み出します。

集団の中にいると、少数派はいつも攻撃されるか、排除される傾向にあります。しかし、少数派のほうに正当性や未来への鍵が潜んでいることも少なくありません。

実際に、研究者の中にはブームに乗る人たちが多くいます。30代の頃は、「科学にもブームがあるのか」と思ったことがあります。

集団バイアスがかかり始めると、将来性がなくとも、ブームに迎合していきます。

ところが、このようなブームは、5年は持っても10年とは続きません。いろいろな問題が見えてくると、研究者らは申し合わせたように、サーッと引いてまた別のブームのところに寄っていきます。

人と違う道を行くと、一見1対100のようになり自分が孤独に見えますが、真実こそが友だちになります。

特に科学の世界では、人と違う道を選ぶ力が、創造力を鍛える近道でもあるのです。

column

左利きは認知症になりにくい?!

人生100年時代となり、認知症はすべての人が避けては通れない人生の課題になっています。

実は、左脳には、新しい記憶を脳に定着させる働きがあり、右脳には、記憶したことを探索する機能があると言われています。[7]

実際に、「利き手が記憶力に影響している」という研究が複数あります。

Siengthai ら[8]は、左利きの男性は言語の認知課題で優れた結果を示したと報告しています。左利きの男性は、右利きの男性よりも脳梁《のうりょう》を通じて左脳と右脳の両脳を活発に使っている可能性があります。

一方、同研究では、左利きの女性は視覚による空間認知課題で右利きの女性よりも優れた結果を示したとしています。女性が左手を使うことで、右脳の理解系脳番地が発達しやすいことを示していると考えられます。

さらに、Propperら[9]は、左手と右手の両方を使っている人は、右利きに比べて、単語を思い出したり、これまでの生活を振り返って回想する自伝的記憶を思い出すことに優れていると報告しています。

また、Loprinziら[10]は、握力とエピソード記憶（出来事に関する記憶）に注目して、左利きと右利きの違いについて研究しています。その結果、利き手による違いはなかったものの、握力が低下することで、記憶を思いだせないという訴えが多くなったとしています。握力は、手の筋肉を鍛えることだけでなく、10Pで示した手の脳番地を鍛えることで、強化することができます。

握力を鍛え、両脳を使うことで、記憶力がアップすることは確かなようです。左右の握力を鍛えて記憶力を強化してみましょう。

第3章 「ワンクッション思考」がすごい

——ひと手間が脳を強くする

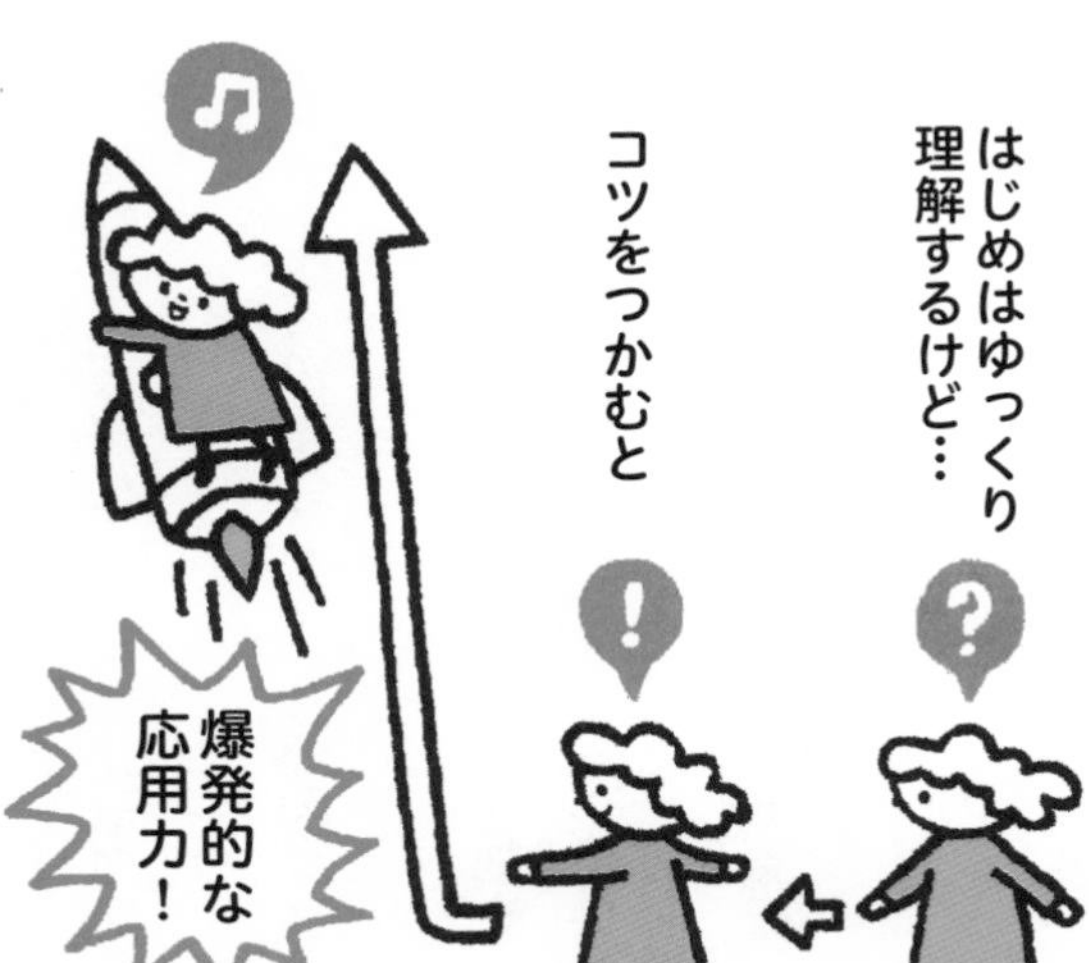
はじめはゆっくり
理解するけど…
?
コツをつかむと
!
爆発的な
応用力!
♪

「ワンクッション思考」のひと手間が脳を強くする

左利き独特の脳の使い方が生み出す、すごい個性の3つ目は「ワンクッション思考」です。

私は「ワンクッション思考」が、すごい左利きを生み出す最も大きな要因ではないかと考えています。

左利き独自の「ワンクッション思考」とは、簡単に説明すると、右脳と左脳をつなぐ神経線維の太い束である「脳梁《のうりょう》」を介して両方を頻繁に行き来する脳の使い方です。

右利きの場合、基本的に左脳を多く使い、右脳は眠らせていることが多いものですが、左利きは両脳をまんべんなく活用している人がほとんどです。

では、なぜ左利きは右利きと比べて、右脳と左脳を両方使うことが多いのでしょうか。

大きな理由としては、**左利きは利き手で右脳を活性化させると同時に、現代社会で生活するために欠かせない、言語情報の処理を行う左脳も絶え間なく使う**からです。

動作によって手を使い分ける左利き

そして、**左利きは右利き優先の社会に順応しようと、左手だけではなく右手を使う機会が多いため、両手で両方の脳を刺激しています。**

私は自分の意志で右手も動かせるように訓練しましたが、多くの左利きも動作によって、左手と右手を使い分けていることが多いものです。

たとえば、ビンの蓋を開けるときやネジまわしを使うとき、またガスの元栓を閉めるときなどは右手がやりやすいという人が多いでしょう。

自動販売機にお金を入れるときや、自動改札機を通るときなども右手を使うほうが便利です。

文字を書くのやスマホの操作は右で、ボールを投げるときは左という人も少なくありません。

右利きが、動作によって左手も使うということは、ほぼありませんよね。

そのぶん左利きは、両脳を刺激する機会に恵まれています。

こうして**脳梁を通る「ワンクッション」が、右脳と左脳、両方を覚醒させ、脳を強くしています**。

そして、**使える脳の範囲が広がることで、左利きのすごい「直感」や「独創性」が生み出されている**のです。

実際に、次のページでは私が開発した脳の枝ぶり画像で、左利きと右利きの理解系脳番地を通過する断面を比較してみました。黒く示された領域が脳が使われて成長していることを示します。

これを見ると、右利きに比べて左利きは左右とも黒く示されています。

■左利き（上）と右利き（下）のＭＲＩによる脳の枝ぶり画像

前

左脳　右脳

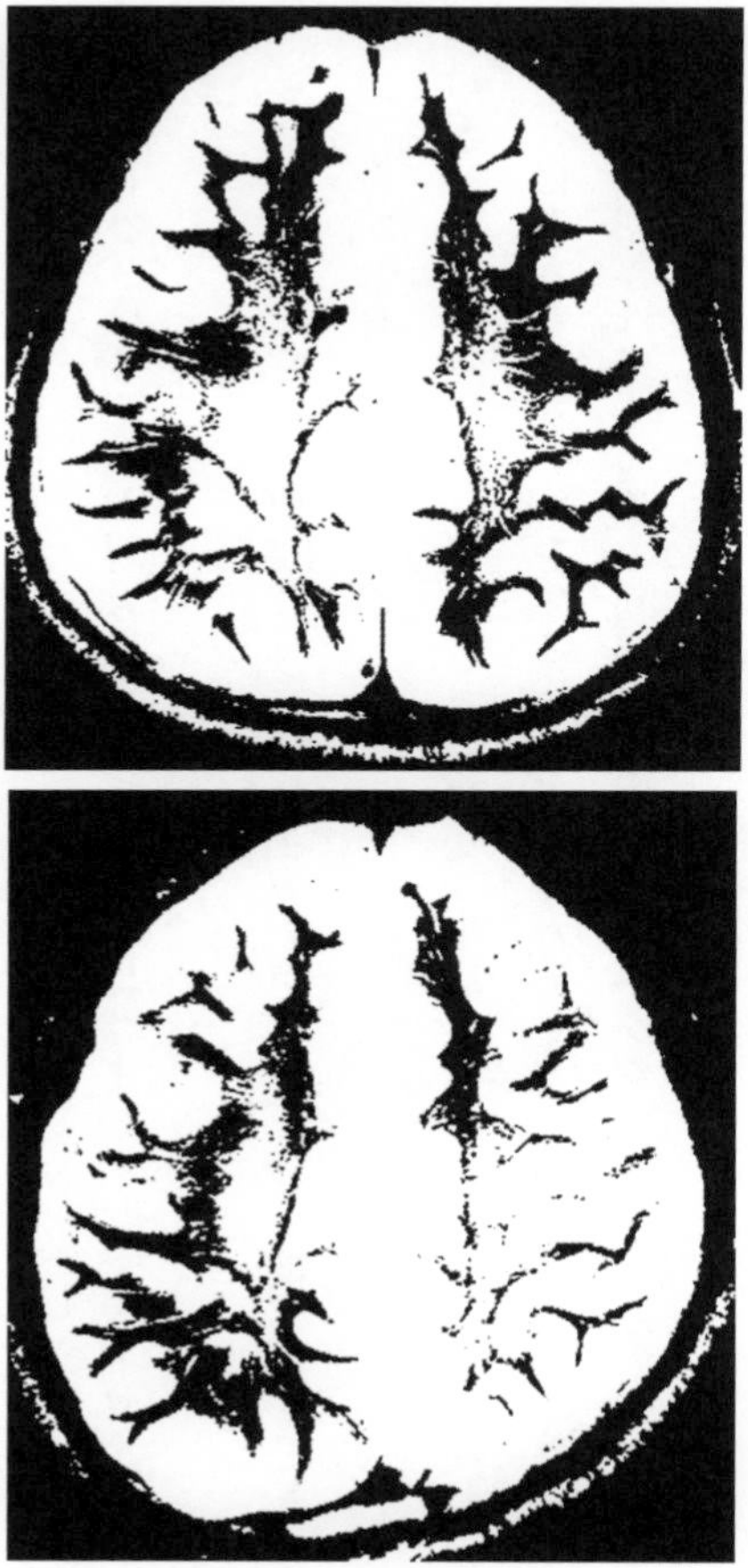

後

「ワンクッション思考」を重ねると発想力が豊かになる

私たちは、日々、積み重ねた経験によって脳の中にさまざまなネットワークを形成しています。

いちいち意識しなくても自動的に、歩いたり箸を使ってものを食べたりできるのは、このシステムのおかげです。

しかし、手持ちの自動化されたシステムばかりで満足していると、脳の使い方がワンパターンになり新たな発想を生み出しにくくなります。

ところが、左利きは多くの脳の回路を使用する「ワンクッション思考」をせざるを得ない仕組みを持っています。

このことが、左利きの発想力が豊かである大きな理由の一つだと言っていいでしょう。

また、人は自分が見ている世界の範囲でしか、考えることができません。

そのため、ものごとを真正面から見るだけでなく、あらゆる方向から多角的に検討することで視野が広がり、発想力が豊かになります。

左利きは「右利き社会のあたりまえ」を、常にあらゆる角度から分析し、どうやったら自分もできるようになるのか、左右の脳を使って考えています。

私は、小学校のときの体育の授業で、野球をするのにグローブが必要だったのですが、左利き用がなかったためダメ元で右利き用に手を入れて使っていました。

このような体験は右利きにはないはずです。

習字の時間に自分だけ硯《すずり》が左側で、「恥ずかしい」と思うことも、右利きにはありません。

これらは、差別ではないまでも、右利きの人は気づかない、知られざる右利き優位社会の一場面です。

また、ある左利きの女性は、学生時代にノートをとると手が黒くなることに不便を感じていました。

そこで、クリアな下敷きを手と用紙の間にはさみ、汚れないようにしていたと言います。

こうして、ちょっとしたことにも工夫をしている左利きは少なくないはずです。

このようなことから、**左利きは知らず知らずのうちに、新たな発想を生み出しやすい「脳の体質」になっている**のです。

さらに左利きの活性化された右脳は、部分だけでなく全体をイメージでとらえるのが得意です。

ものごとを俯瞰的に見ることで、そこに足りないものに気づきやすくなります。

そうして、理想のゴールに欠けているものを、どんどん生み出すことができるのです。

ワンテンポ遅れるのは「ワンクッション思考」をしているから

左利きに特有の「ワンクッション思考」は、脳を幅広く活性化させます。

しかし一方で、情報や考えをまとめて言葉として発しようとするとき、ワンテンポ遅れがちになることが少なくありません。

なぜ言葉がスムーズに出てこないのか、こういう風に考えるとわかりやすいでしょう。

右脳という倉庫に収められたイメージ情報は、カテゴリーはまったく関係なくバラバラに浮いています。

たとえば、1週間前に食べたおいしいチーズケーキや、今日、散歩したときに見たきれいな朝日のイメージなどが所狭しと並んでいるのです。

つまり、**右脳は「並列情報の倉庫」**だと言えます。

一方で左脳では、たとえば「赤」「青」「緑」などの言葉は「色」というグループに、「ねずみ」「サル」「キツネ」などの言葉は「動物」というカテゴリーにまとまって記憶されているというダマジオらの研究があります。[11]

まるで図書館にある本のように整然と区分けされ、あいうえお順にラベリングされて並んでいるようなものなので、取り出そうとするときにすぐに見つけることができます。

右利きの場合、言葉を発しようとするとき、この左脳の「きれいに整理された情報の倉庫」に直接、出入りすることができるので、簡単に目的とする情報を探し当てて言葉を取り出すことができます。

しかし、**多くの左利きは、まず「並列情報の倉庫」に入ってから、「きれいに整理された情報の倉庫」に行かなければならないので、常に遠回りをしています。**

脳が情報を処理する時間が少しだけ長くかかるので、アウトプットが遅くなります。

このことが、左利きのアウトプットがワンテンポ遅れる最大の理由です。

でも、残念なことに多くの左利きは、自分が「ワンクッション思考」をしていることに気づいていません。そして右利きと比べて「言葉でまとめるのが遅い」というコンプレックスを抱いてしまうのです。

脳に出来不出来はない

私はこれまで1万人以上の方の脳をMRIで診断し治療してきました。

加藤プラチナクリニックでの臨床経験から言えるのが「**人より劣っている**」と**感じるのは、脳のデキが悪いのではなく、単純にその脳番地を使っていない**というだけです。

脳そのものの大きさや細胞の数に、個人差が大きくあるわけではありません。

つまり、左利きの多くが「言葉でまとめるのが遅い」と感じているのは、左脳を使う時間が右利きと比較して少しだけ短いからという理由であり、決して脳そのものが劣っているわけではないということを、左利きに知ってほしいのです。

実は、「脳梁の発達が、吃音などの言語流ちょう性に関わっている可能性がある」という研究があります。[12]

つまり、左利き特有の脳の使い方を続けて、脳梁と左右の脳をしっかり発達させれば、言葉がスムーズに出てくるようになる可能性が高いということです。

私も、国語が苦手だった小学生、中学生、高校生の頃に比べれば、ずいぶんと人前で講演をしたり書籍を執筆したりすることが楽になりました。

左利きは「うまく話せない」とあきらめずに、ワンクッション思考を積み重ねて、脳を鍛えていきましょう。

■右脳は「並列情報の倉庫」

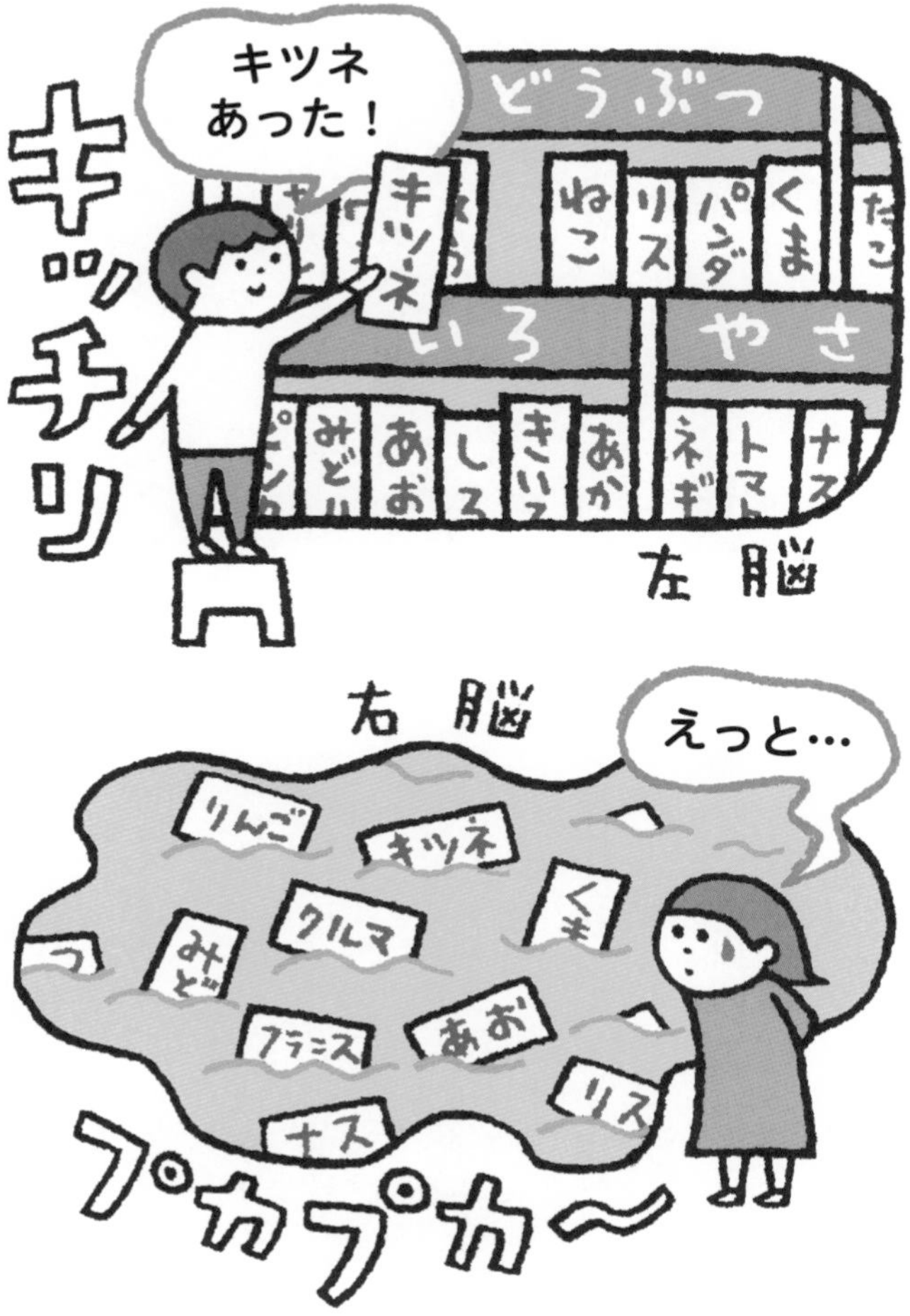
キツネ
あった！
キッチリ
どうぶつ
キツネ
ねこ
リス
パンダ
くま
いろ
やさい
みどり
あお
しろ
きいろ
あか
ネギ
左脳
右脳
えっと…
りんご
キツネ
クルマ
くま
みどり
フランス
あお
リス
ナス
プカプカ〜

「ワンクッション」の間に観察と推測をするとうまくいく

私が大学生だったあるとき、ボランティア活動を一緒に行っていた後輩に言われた、今でも忘れられない一言があります。

「ボクは加藤さんみたいに、あっち見て、こっち見て、自分が話をする前にいろんなものを観察するってできないです」

そのときまで私は、自分が話す前にまわりを注意深く観察していたことに気づいていませんでした。

私は、ワンクッション思考をしている間、無意識のうちに周囲に細かく目を配っていたのです。

言葉を発する前にまわりをよく見る習慣が身についたのは、私の幼い頃の環境による影響が大きかったと言えます。

子どもの頃、実家に一緒に住んでいた祖父は軽度の吃音があり、時折言葉が出づらかったので、私はいつも祖父が話し終えるまでじっと待ちながら、様子を観察し「何が言いたいのだろう」と推測していました。

そして「おそらく、この話だろう」と予測したら、それに対して自分は何を言うか、心の準備をしていたのです。この経験は、クリニックで自分のことをうまく言えない人や、子どもの診察におおいに役立っています。

私は「話すのが苦手」と考える左利きに、なかなか言葉がまとまらないとその場でアセるのではなく、同じように**ワンクッションの間に「観察」と「推測」をすることをおすすめします。**

たとえば、あなたが営業だとしましょう。

同じ部内では、AさんとBさんがダントツに売り上げを上げているとしたら、この二人を観察してみるのです。

そして「Aさんはお得意さまのフォローが得意で、Bさんは商品以外の情報を伝えて信頼してもらっている」とわかったとしましょう。

そうすれば、毎週行われる会議では「なぜ、みんなはAさんとBさんほど売り上げられなかったのか」「AさんとBさんのどんなところを取り入れたら、それぞれの売り上げが上がるのか」といった質問をされると予測できるでしょう。

それに対して答えを用意しておけばいいのです。


「観察」と「推測」は、会議のようなフォーマルな場だけでなくても使えます。

もちろん、観察したことがずれていたり予測が外れたりすることもあるでしょう。

でも、今、こんな状況でこの人はこういうタイプだから、こんな話がしたいのではないかと「観察」と「推測」を繰り返すことで、何も準備していないときよりも言葉が出やすくなっていくはずです。

ひと手間をスピードアップして脳の「瞬発力」を鍛えよう

「ワンクッション思考」に弱点があるとすれば、「ひと手間」に少し余分な時間ががかかること。

そのため、左利きは「脳の瞬発力」がないと悩む人が多くいます。

脳の瞬発力を高めるためにできることが「視覚系脳番地」を鍛えることです。

人間の脳の瞬発力には2種類あると私は考えます。

1つ目は「言葉を耳から聞いて行動に移す力」であり、2つ目が「その場の状況を目で見てから動く力」です。

言葉の場合、最後まで聞かないと意味や意図がわからないため、すぐに動くことはできません。

しかし、目で見たものには、瞬時に対応することができます。

そのため、視覚系脳番地を鍛えることで、脳の瞬発力がアップするのです。

ポイントはしっかり「見る」こと

具体的にどうすればよいかというと、とにかくしっかり「見る」のを意識することです。


たとえば、相手をしっかり観察し、微妙な顔色の違いから「どうして、今日は浮かない顔をしているのだろう」と考えれば、視覚系と思考系の回路が鍛えられます。

話をする人の表情やしぐさを見ながら、言葉にじっくりと耳を傾けたら、視覚系と聴覚系のつながりがグンとよくなります。


散歩の途中でキレイな景色やカワイイ動物などを見て、感動したり優しい気持ちになったりすれば、視覚系と感情系がしっかりと結びつくでしょう。

美しい夕日は、スマホで写真を撮ることで、視覚系と運動系も働かせることができます。

道で出会った犬を見て、自分が昔飼っていたペットを思い出したら、視覚系と記憶系を結びつけたことになります。

さらに買い物の帰りに、いつも行列ができているお店に入って観察し、新しいアイデアが浮かんだら、視覚系と理解系のつながりが強くなっていきます。

こうして、**視覚系から他の7つの脳番地にすぐにつなげることを繰り返せば、脳番地と脳番地のつながりがスムーズになります。**

脳にしっかりとした思考のネットワークを作れば、同じことをするときのスピードはどんどん速くなります。そして、脳の瞬発力が上がっていくのです。

■思考のネットワークをつくり「脳の瞬発力」を上げる！

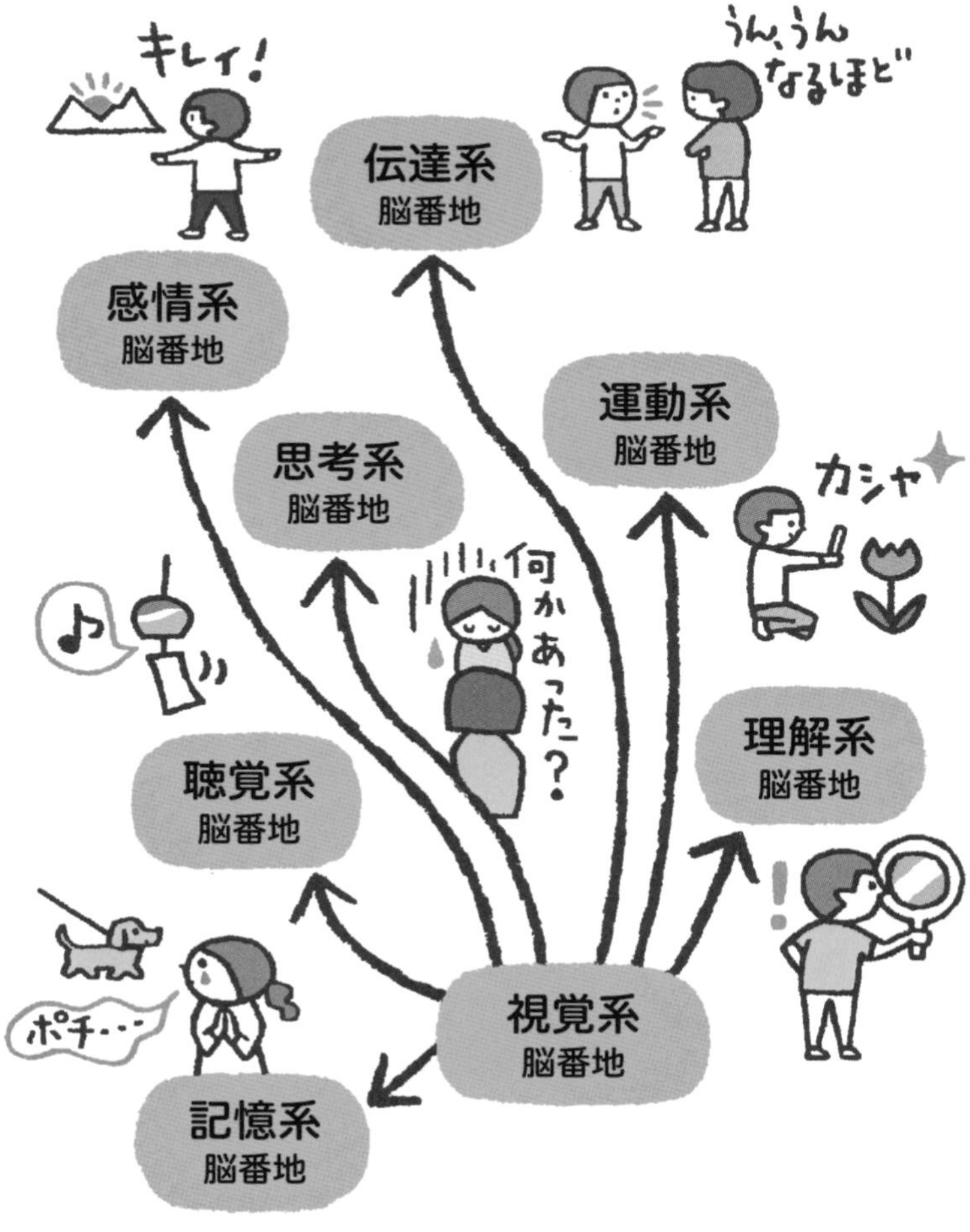

左利きの子どもは「見て真似させる」とグングン伸びる

「自分はワンクッション思考をしているんだ」と気づいていない左利きは、多くの面で右利きに対して劣等感を抱きがちです。

特に子どもの場合、お子さん自身もまわりも、理由がわからずにただ「ワンテンポ遅い」と思ってしまうかもしれません。

左利きのお子さんを持つ親御さんは「脳の回路をたくさん使っているから」と、急かさずに見守ってあげてほしいものです。

また、左利きの子どもには「視覚系」を使って、見て真似させることを繰り返すと、さまざまな能力がグングン伸びていきます。

読み書きや習字はもちろん、お絵かきをするときも、まずはお手本をじっくりと見てから、そのとおりに書けるように練習させるのです。

勉強だけでなく、あやとりやけん玉、ままごとなどの遊びでもいいでしょう。

大好きな歌手のモノマネをして歌ってみるのも楽しいはずです。

家族と一緒に、掃除をしたりお料理をしたりするのもいいかもしれません。

剣道や柔道などのスポーツだって、まずは型を真似ることから始めますよね。

見て、真似をすることで、視覚系から他の7つの脳番地につなげて、脳のネットワークを発達させます。

そうすることで、**子どもの学習能力を効率的に高めることができる**のです。

左利きの子どもにおすすめの習いごとは？

しかしながら、左利きの子どもは、習字では左手で筆を持っても、文字の止めはねがうまくいかず、気を配りすぎて、動作の処理スピードが数倍遅れます。右手で書字するには、なおさらゆっくりになります。

体育でも同じことが起こります。柔道の組手では、右利きとけんか四つ（お互い技がかけづらい状態）になり、厄介な組手になります。

このように、子どもの頃は、ワンクッション思考が脳にいいという自覚は難しいので、できること、できないことが極端になり、やることにムラや集中力の波が出たりします。

ピアノや笛など、みんなが両手を同時に使う習いごとは、本人が周りを意識しないですむので親御さんにおすすめします。

なぜなら、最初から両手を使う習いごとや作業には、右手をうまく使えないというコンプレックスを抱きにくいからです。

「右脳」をもっと鍛える脳トレ

部屋の片付けをする

左利きは常にワンクッション思考を行い、右脳と左脳の両方を刺激しています。しかし、積極的に右脳をもっと鍛えようとすることで、まだ使いきれていない未熟な細胞まで目覚めさせ、さらに「すごい左利き」になる可能性を高めることができます。

だれでも簡単にできて右脳を鍛える効果が高いのが、部屋の片付けです。

部屋をすっきりと整えるためには、右脳の空間認識力が必要です。

どこに何を置けば見た目が整うか、また、どうやって配置すれば使いやすいかを

考えながら整理、整頓をすることで、右脳を働かせることができます。

また、散らかった部屋やデスクまわりの様子は、意識しなくても視覚系脳番地に届きます。

雑多なイメージが入ってくると脳は疲れてしまうため、片付けをすることで、右脳の負担を軽くしてあげることもできるのです。

その日のできごとを映像で振り返る

現代人は、右脳の記憶系脳番地が、一番劣化が激しいのではないかと私は考えています。

インターネットやスマホなどのデバイスが一般化したことで、覚えておかなくてもその場で調べたり検索したりすれば、ことが足りるようになったのが最も大きな理由でしょう。

「あのとき、あの人はこう言った」「社長のスピーチにこんなセリフがあったよね」などの言語情報を覚えていることはあっても、話をしていた人の表情や声の抑揚、身につけていたアクセサリーなどの右脳の記憶系番地を使う情報は、意識しないと覚えている人は少ないでしょう。

そこで、右脳の記憶系脳番地を働かせるために、1日の終わりに3分でいいのでその日のできごとを映像で振り返ってみましょう。

朝起きてカーテンを開けたときの太陽のまぶしさや、駅に行くまでに出会った散歩中の子犬の可愛らしさ。

休憩時間に飲んだキレイな色のハーブティや、友人のはいていたオシャレなスニーカーの形など、**さまざまな場面を思い浮かべることで、外部の記憶装置に頼らずに右脳を活性化することができます。**

■映像で記憶を振り返ると右脳が活性化する

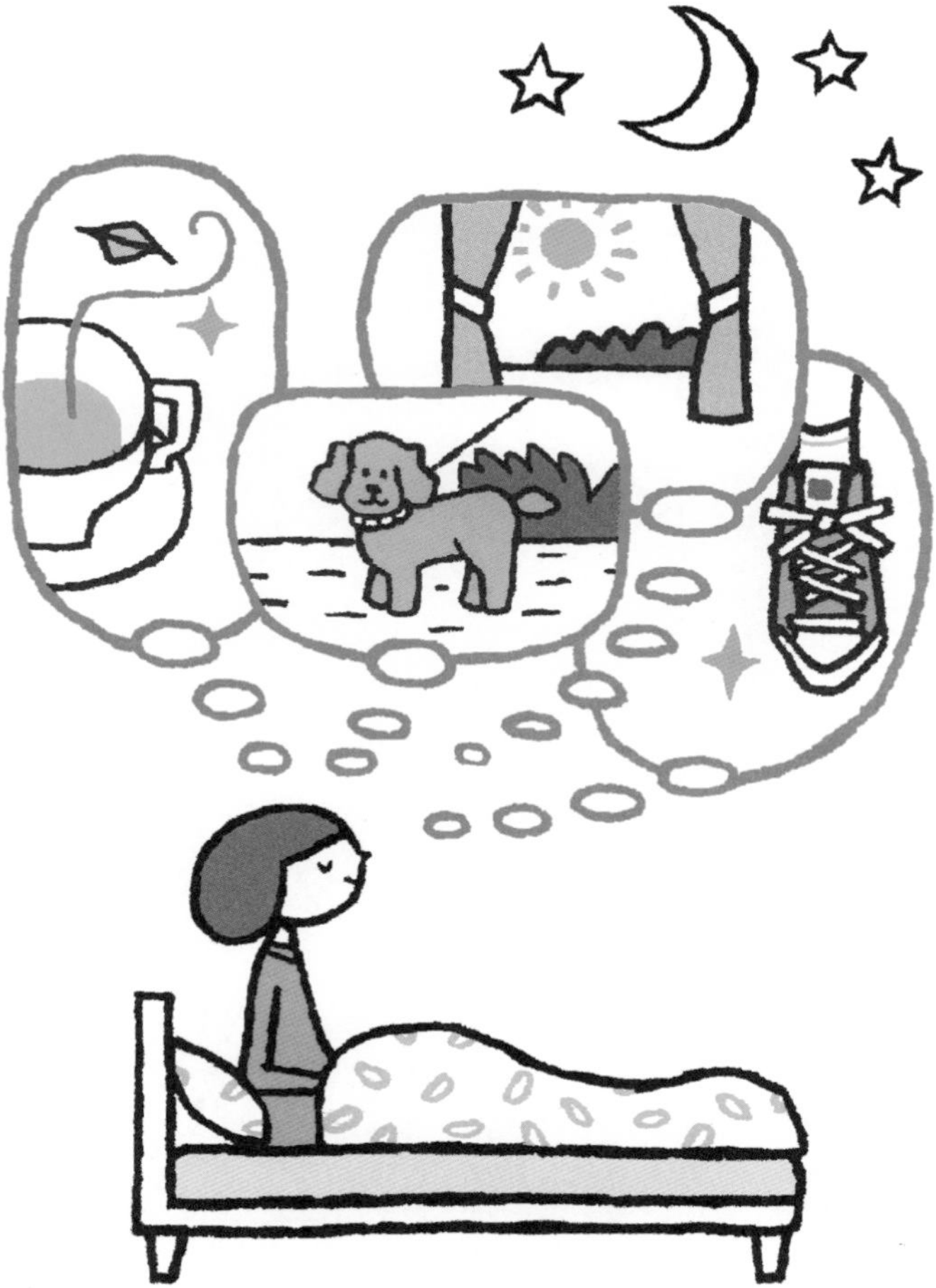

歩きながら「キレイなもの」を探す

通勤で駅まで行く間でも、ちょっと買い物に行くときでも構いません。道を歩くとき「赤いものはないかな」「黄色い花は咲いてるだろうか」などと、何か一つ、見つけることを決めて歩いてみましょう。

すると、自分で発見すると決めたことが、次々と目に飛び込んできます。明確な「見る」目的を持ち、注意深く観察することで、右脳の視覚系が活性化されるからです。

そして、視覚系から「そうか、こんなところに赤い看板があったんだ」などと考えることで理解系へ、「キレイな花！」と思うことで感情系などへとつながるルートが強化され、ワンクッション思考のスピードアップにもなるでしょう。

また、現代では多くの人が小さなスマホのディスプレイか目の前にあるパソコンの画面など、狭い範囲でしかものを見ていません。

ところが、何かを探そうとすると、正面だけでなく左右や少し高さのあるところなど見る範囲が広がります。**視野を広く保つのは、柔軟な考えをすることにつながります。**

多角的にモノを見て考えることができれば、左利きが持つ発想力をさらに鍛えることもできるでしょう。

「自分に似合う」コーディネートを考える

大人になると多くの人は、なんとなく「いつも同じ」の「無難な」ファッションに身を包みがちです。もしくは信頼できるブランドを決めて、すべてのアイテムを揃える人もいるでしょう。

また、近年では店員さんやSNSに画像をアップしている誰かのコーディネートをそっくりそのまま真似する人も少なくありません。

でも、ときには「本当に自分に似合うアイテム」を見つけるために、鏡に映る自分を客観的に見て、全身のバランスやなりたいイメージを思い浮かべるなど、右脳をフル稼働させて考えてみましょう。

「今日は白をポイントにしよう」などと色を中心に考えたり、「お客さんと会うから、信頼できる人のイメージで」などとテーマを決めたりしてアイテムを選んでみるのもいいでしょう。

視覚系だけでなく思考系の脳番地も活性化し、右脳に新たなネットワークを構築することができるでしょう。

空を見て天気を判断する

今やリアルタイムで雨雲の状況や動きまでインターネットで確認できる時代です。でも、流れてくる情報をそのままうのみにしているだけでは、右脳を働かせることはできません。

1日1回でもいいので、外に出て空を見上げてみましょう。

1章の81Pでは、ベッドの中で天気を予測しましたが、ここでは、実際に空や太陽の加減などをよく観察して判断しましょう。

繰り返していると、経験が積み上がり、視覚系脳番地だけでなく、理解系や記憶系の脳番地も鍛えられます。

そして、

「モクモクした雲ができているから、にわか雨かな」

「夕日があまり見えないから、明日は曇りかもしれない」

などと予測してみてください。

目に見える状況だけでなく

「風が湿っぽいから、天気が悪化するのかな」

「カエルが鳴いているから雨?」

などと、五感をフルに活用して天気の変化を感じてみましょう。

右脳全体を鍛えるだけでなく、「観察」と「推測」のネットワークを強化することができます。

さらに「天気を見る力」を養えば、天気予報に頼らなくても「今日は傘はいらな

■観察と推測のネットワークを強化する

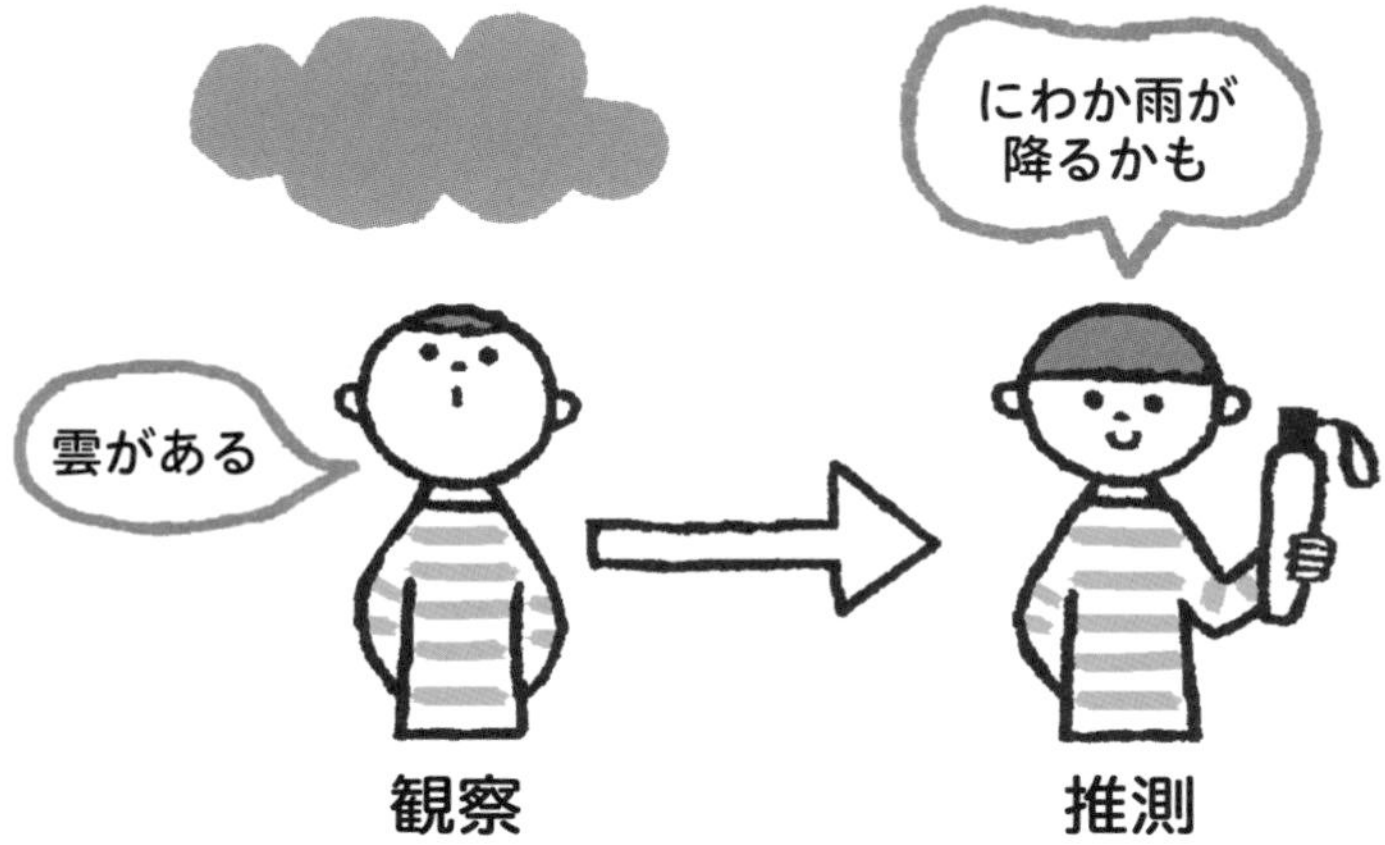

いな」「これ以上降り続いたら、川が氾濫するのでは？」と自分の身を守る判断ができるようになります。

こうして自分の目で見たこと、感じたことで、行動を決められるようになると、世間に多数あふれている情報に惑わされることがなくなり、直感を中心とした自分にとってのベストを決められるようにもなっていくのです。

column

子どもは右利きに矯正したほうがいい？

左利きのお子さんを持つ親御さんからよく「子どもが右手を使えるようにしたほうがいいでしょうか？」と聞かれます。

私は「ムリに右利きにしなくてもいい」と考えています。

私は自ら希望して、４歳から右手を使って習字を習いましたが、左利きの次男はそのまま左利きに育てています。

妹の長男も左利きのまま育ち、医師になっています。

もちろん右手を使う機会を増やすことで、両脳を刺激する「ワンクッション」が増え、右脳と左脳、両方を強く育てることができるでしょう。

私も、自分の子どもに右手をもっと使うよう提案することも少なくありません。

しかし、子どもには、右手を積極的に使い始めたほうがいいタイミングがあります。

それは、10歳、小学校4年生以降です。

なぜなら、子どもの脳はまず右脳から成長し、あとから言語能力を持つ左脳が発達して、両方のバランスが取れる時期がこの頃だからです。

あまりに幼い頃に右利きに矯正すると、脳内に新たな回路をつくることで脳に混乱をきたすことがあります。

私の場合も、右と左を言い間違えたり、吃音が出ることがありました。

まずはしっかりと脳の基本的な仕組みをつくり、その後に右手を使って左脳を刺激していくべきなのです。


脳の仕組みからすると、外国語の学習を始める年齢についても同じように考えることができます。

母国語の基礎が身についた10歳以降に学ばせることで、どちらも深く理解できる真のバイリンガルに育つでしょう。

第4章●「最強の左利き」になる

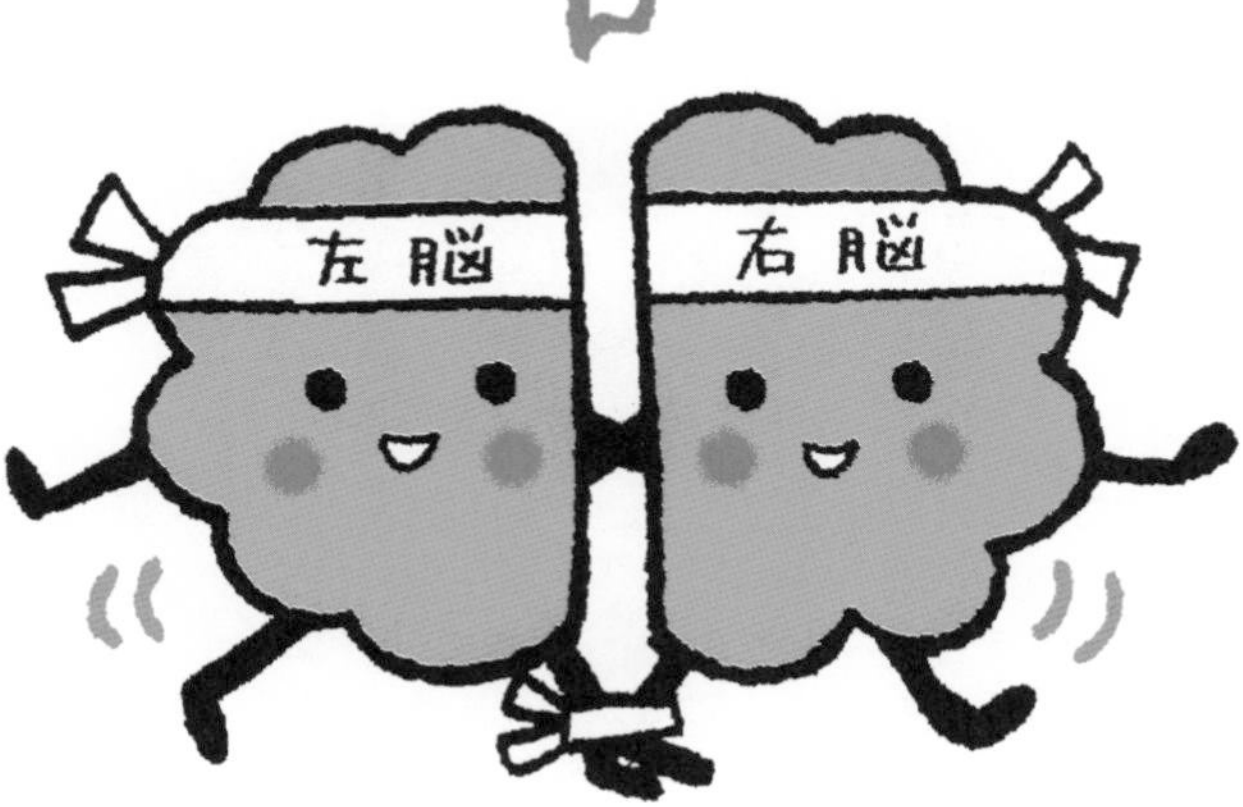

私の「音読障害」がよくなったのは、もっと左脳を使うようにしたから

左利きは、右手がうまく使えなくても「右利き優位の社会」で生き抜いています。

さらにその上で、**左利きの持つ独自のポテンシャルを最大限に発揮できれば、左利きは最強になれます。**

そのために効果的なのが「左脳」を鍛えることです。

私も意識して左脳を鍛えるようにしたら、メキメキと力を発揮できるようになった一人だからこそ、最後の章ではすべての左利きにこのことを伝えたいのです。

今でこそ私は、こうして100冊近い書籍や100篇ほどの英語論文の執筆、講演会などを行っていますが、子どもの頃は、字を読むことに困難がある「音読障害」でした。

文字を読むというのは、一見すると単純な動作です。

しかし脳の中では、想像もつかないような複雑なプロセスを経ています。

まず、左脳の視覚系脳番地で文字を追いかけ、一文字一文字をまとまりにしてつなげた上で、音に変換した脳内の言語を聴覚系脳番地で聞き取り、さらに左脳の記憶系脳番地に記憶している言葉の意味と結びつけて初めて、文章としての意味を理解できるのです。

私は、聴覚系脳番地からの情報処理に難点があり、脳内で言葉を響かせることができなかったため、国語の教科書をスラスラと読むことができませんでした。

つまり、声に出す外言語に対して、内言語の能力が未熟なままでした。

しかし、私は4歳のときに「右手が思うように動かない」ことがイヤで、右手で習字を習い始めたのをきっかけに、少しずつ右手を使えるようにトレーニングしてきました。

あとから考えれば、そうして右手を使うようにして地道に左脳を刺激し続けたからこそ、国語と英語の成績がさんざんだった私が医学部に合格することができ、脳

■文字を読む脳

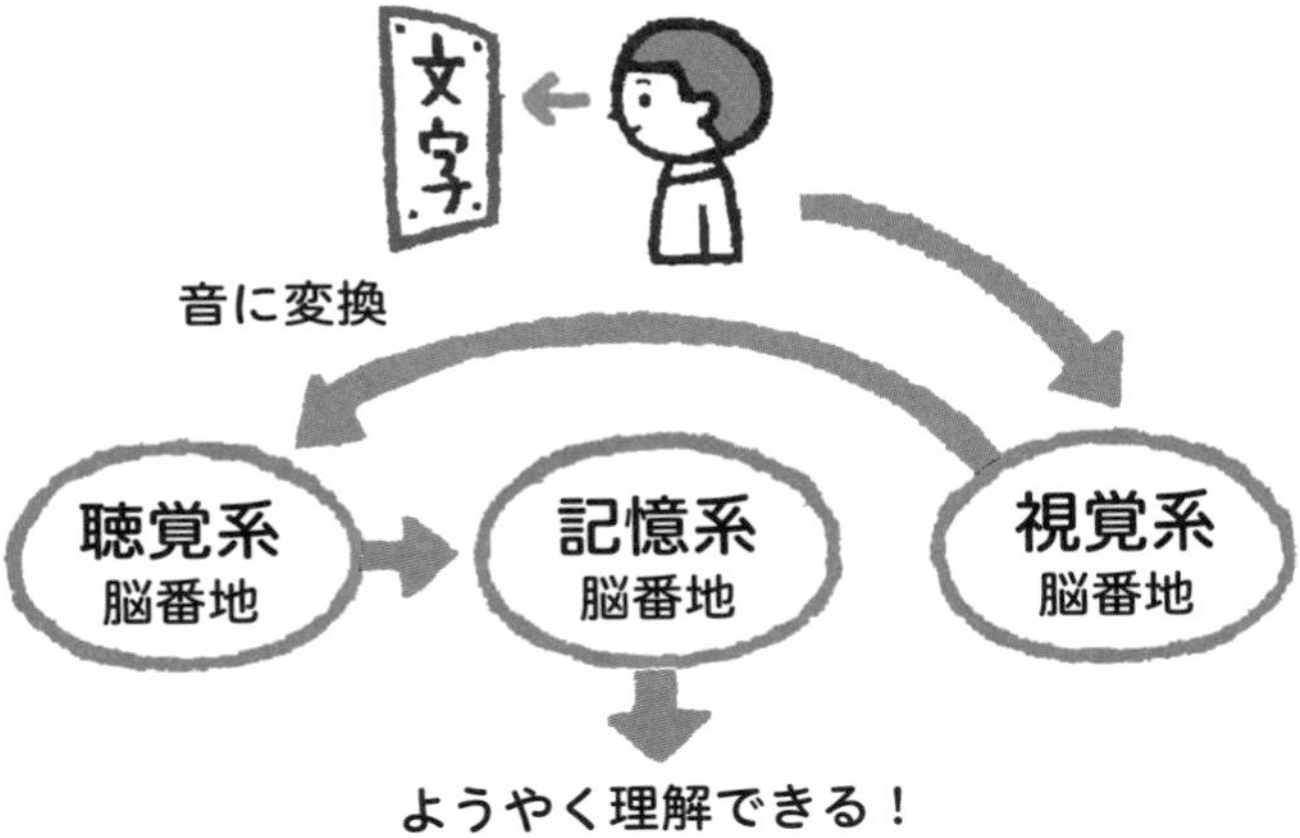

内科医として患者さんたちの悩みを取り除き、笑顔で暮らしていただける支援ができるようになったのです。

私のように「音読障害」ではなくても、「言葉がとっさに出てこない」ことを自覚し、コンプレックスを持っている左利きは少なくないでしょう。その左利きの悩みを解消するため、そして脳の力を存分に引き出すために、非常に効果があるのが左脳を鍛えることなのです。

右手と左手でできることを「比べる」

私は、左利きはもっと積極的に右手も使ってみてほしいと考えています。
その大きな理由の一つが、**右手を使えば左脳を刺激することができる**からです。
そしてもう一つの大きな理由が、**右手を使うことで「ものごとを対比して考える」ための情報を得られる**からです。

左利きが右手を使うと、左手と右手で「何を」「どのレベルで」できるのかを比べることができます。

実際に、何をどのくらいできるかできないかを対比させて考えることで、思考力をグンと深めることができるのです。

そして、具体的な情報を比較してものごとを考えるクセが身につけば、なにごとにおいてもエビデンスに基づいた行動ができるようになるでしょう。

つまり、**あらゆる局面において正しく判断する脳の仕組みを構築することができるのです。**

ここで大切なポイントが、比べるのは、自分の右手と「他の右利きの人ができること」ではないということです。

それでは、自分のバッティングをプロ野球選手と比較するようなもので、いつまでたっても追いつけずに劣等感が増すばかりです。

自分の左手でできることと右手でできることを比べながら、右手でもできることを増やすようにしていきましょう。

私は、いつも自分の左手と右手のできることを比較しながら、右手も使って左脳を鍛えるようにしてきました。

さらに、自分の左手の実力と右利きの右手の実力を比べることもして「この部分では負けているかもしれないから、どうしたらいいか」などと常に考えてきました。

また、たとえ左手の実力が、比較した右利きと同じレベルだったとしても「自分は、さらにここで右手も使うことができるから勝てるかな」と考えて、自分を励まして前に進んできたのです。

不自由するほど、人の能力は伸びる

私はある実験結果を見たときに「左利きは、ものすごく大きなポテンシャルを秘めている」ことを確信しました。

その実験とは、106Pで触れたラジオを聴くことと脳の成長の関係を、MRI画像で解析したものです。

実験では、被験者に1日2時間以上ラジオを聴き続けてもらい、1ヶ月後に脳の状態を実験前と比較しました。[13]

私たちは、人の話を聴くと、まず聴覚系脳番地で言葉を認識し、理解系脳番地で意味を理解します。そして、思考系脳番地で判断を下し、伝達系や運動系の脳番地で実際に意思を伝えたり行動を起こしたりします。

言葉を聞いて左脳の聴覚系が刺激されることにより、理解系、感情系などの左脳の他の脳番地も活性化されるのです。

私は、ラジオを聴く習慣を身につけると、左脳の聴覚系が発達するであろうと予想していました。また、関連する理解系、伝達系なども働くであろうと事前に予測できました。

しかし、**実際はラジオを聴き続けた人のほぼ全員の右脳の記憶系脳番地が発達したのです。**これは、実験前には考えてもみませんでした。

なぜ、ラジオから流れてくる言葉を聴いているだけなのに、右脳の記憶系が活性化したのでしょうか。

右脳の記憶系脳番地は、イメージ記憶に関係しています。

つまり、**人はラジオの音声を聴いているときに、右脳の記憶系も働かせてさまざまなイメージを思い浮かべ、話を補完しながら楽しんでいた**のではないかと考えられます。

ラジオのように、脳に入力されるソースが「言語」という一つのものに絞られる

■足りない環境が能力を高める

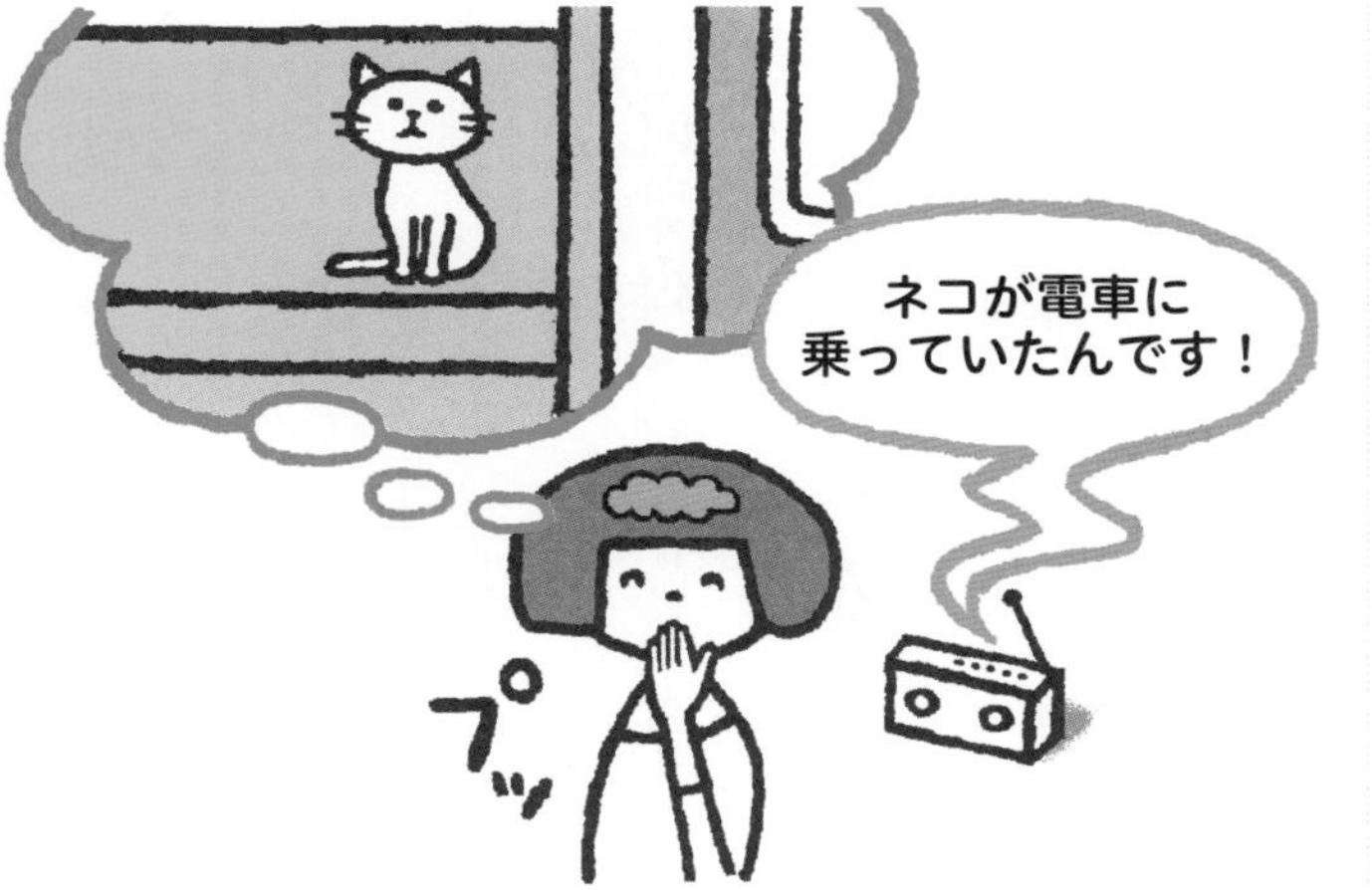

と、人間は自分で足りないところを補って楽しんでいるのではないかと私は考えています。

人間は不自由な環境にあるほど、創意工夫し高い能力を発揮します。

左利きも右利き社会のなかで、同じように「右利きではないからできないこと」がたくさんあり、絶えず完成形に近づけようと考えをめぐらせています。

そのことが左利きの能力を密かに強化し「あとはその力を発揮するだけ」になっているのではないかと私は思うのです。

時代を超えて愛されるアーティストは両脳を使っている

1970年の大阪万博のために建造された、岡本太郎さんデザインの「太陽の塔」は、50年以上経った今見ても、力強いエネルギーと、過去と現在、そして未来を貫く人間の進化が感じられる、素晴らしい作品です。

他にもピカソの絵画作品やモーツァルトのピアノ協奏曲などの優れた芸術作品は、時代を超えて世界中の人々に愛され続けています。

私は、こうした卓越したアーティストには共通の脳の使い方があるのではないかと考えています。

芸術には必ずメッセージがあり「これを伝えたい」という情熱は右脳の守備範囲です。

そして、そのパッションを形にしていくのが左脳の役目です。

つまり、**両方の脳をまんべんなく使うことで、表現の精度が高まる**のです。

たとえば、お皿や壺をつくるとしましょう。

焼き物は、土の配合や焼く温度などのほんの少しの違いが仕上がりを大きく左右します。理想の姿にたどり着くまで試行錯誤し続けるには、右脳が持つ情熱はもちろん、冷静に失敗の理由を分析して次に活かす、左脳のサポートが欠かせないでしょう。


長い時間が経っても人々に愛される作品とは、本質をとらえていて古びません。

だからこそ、時代や国境を超えて多くの人に受け継がれて行きます。

その最大のポイントである**「本質をつかむ」ことが得意なのが右脳**です。

右脳は、直感でものごとのエッセンスを感じ取ります。

左利きは、左手を使うことで自然と右脳を育てています。

その上でもっと左脳を活用すれば、細部にまで気を配った完成度が高い何かをつくることができるようになります。

左利きと右利きの「役割分担」でいいものを生み出す

私は、自分と同じ左利きに会うと、子どもの頃からの親友に再会したような気持ちになります。

少数派なだけに「左利きに会うとうれしい」と感じる左利きは少なくないでしょう。

左利き同士であれば、お互いに、ちょっとした一言から情景をイメージできますから、細かく言葉を尽くさなくてもわかりあえることが多いでしょう。

「ああいう風にやったら、楽しかった」

「わかる、そうだよね」

「それ、いいよね」

などという、右利きが聞いたら「何が言いたいのかわからない」会話で盛り上がることもあるはずです。

でも、社会人になると会議などで発言を求められる場面が増えます。どうしてもちょっとした一言だけですますことができなくなるのです。

そこで左利きは、**日常生活の中であえて右利きの話し方を真似したり観察してみましょう。そうすることで、言語化のトレーニングを積むことができます。**

また、左利きと右利きは、お互いの得意分野を踏まえていれば、どちらも思う存分、才能を発揮できる環境をつくることができます。

左利きの活性化された右脳には、さまざまな情報がバラバラに並んでいます。左脳のように、一つずつつながってきちんと時系列に並んでいるのとは異なり、あらゆる情報は結びつかずにプカプカと浮いています。

そのため、左利きは思いついたことをサッと取り出すのが簡単です。

つまり、**左利きはアイデア出しや、ブレストなどは得意**なのです。

■役割分担でいいものを生み出せる

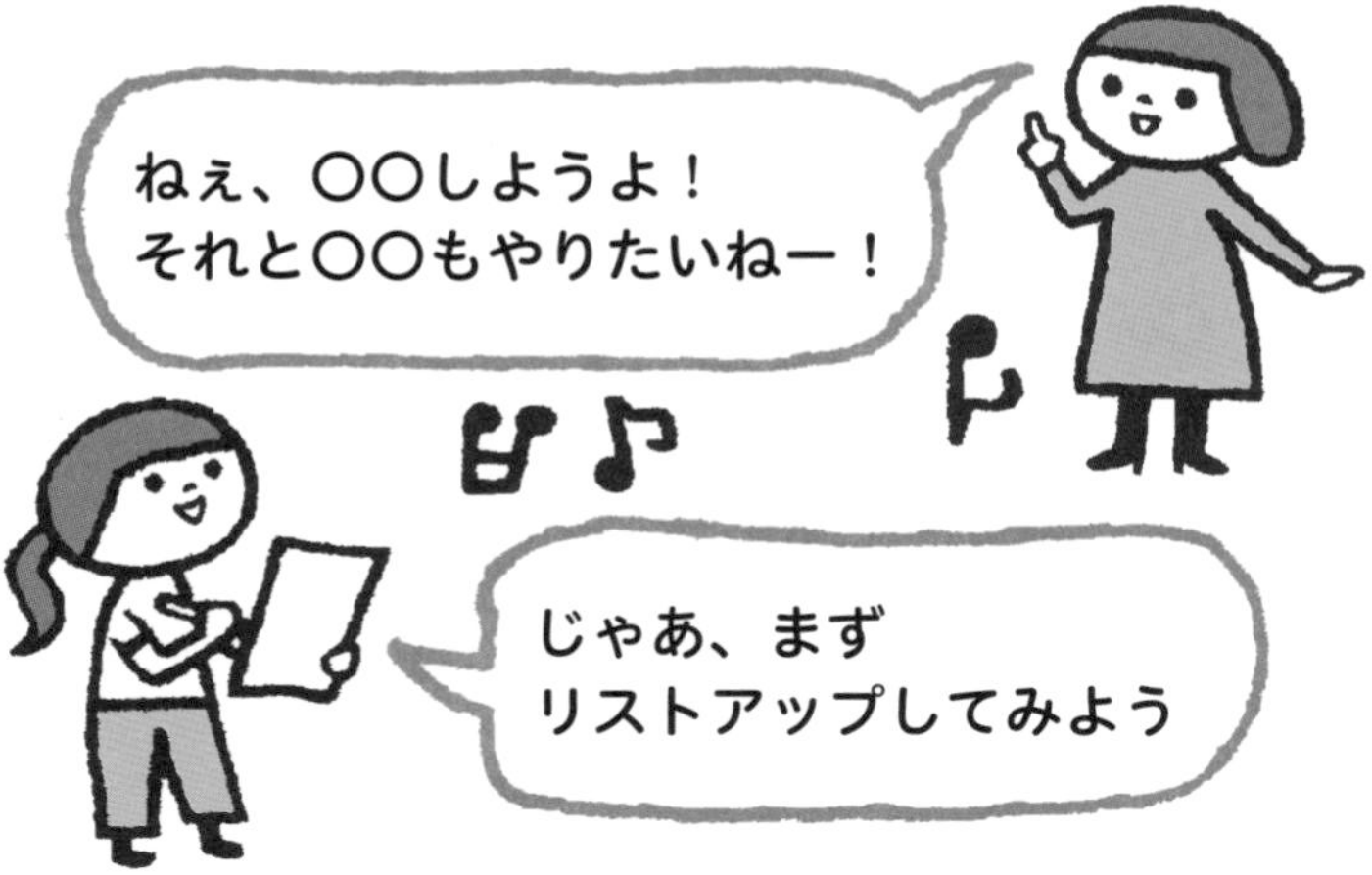
ねぇ、〇〇しようよ！
それと〇〇もやりたいねー！
じゃあ、まず
リストアップしてみよう

しかし、左利きだけが集まっていると「じゃあ、具体的にはどうしたらいい？」という行動に結びつける力が、どうしても弱くなります。

そこで、思いついたことを具現化するのが得意な右利きの助けが必要となるのです。

左利きと右利きは、役割分担をすることで、左利きの持つアイデアを実現する確率がぐんと高まり、一方で右利きも、自分たちだけでは思いもよらない斬新なアイデアを取り入れることができるでしょう。

左利きはマイノリティではなく「選ばれた人」

左利きが豊かな人生を送るのをじゃまするものがあるとすれば、それは自分自身を否定する心です。

自分を右利きと比べて、言葉でうまくまとめられないから「頭の回転が悪い」とか、思いつきばかりでなかなか実践できないから「行動力がない」などと劣等感を抱いて、自分を低く評価してしまう……。

これさえなければ、左利きは右利き社会のなかで**「10人のうち、1人しかいないマイノリティ」ではなく、「10人にたった1人だけの選ばれた者」になることができます。**

自分の実力を過小評価しない、すごい左利きになるためにできるのが、もっと左脳を使うことです。

私も以前はそうだったのですが、**左利きの悩みはどうしても感覚的になりやすい**です。

「何がやりたいかわからない」「自分ばかり理不尽に注意されてる？」などとモヤモヤした思いがあっても、そのままにしておくだけでは浮かんでくる答えも漠然としたものになりがちです。

そのため私は、ここ数十年は気になることがあると、それをあえて言語化してノートに書き出すようにしています。

たとえば、何か不安を感じるようなできごとがあったら、そのことをノートに書き「なぜ、そう感じるのか」と言葉で自分に問いかけるのです。

すると「過去に同じような場面があったから」とか「今日は体調が優れなくて、なんでもネガティブに受け取りがちだったかも？」などと答えが見えてきます。

そうすれば「前と同じ行動はしない」「今日はぐっすり眠って、明日また考えよう」などといった悩みの解決法もおのずと浮かんでくるでしょう。

今は変化の激しい時代だからこそ、私は左利きの発想力が世の中に求められていると思っています。

右利きが主に使う**左脳は、言葉や計算、そして論理的、分析的な思考をする「直列思考」が得意**です。そのためどうしても「これまで」とは離れた、斬新な考えが生まれにくいです。

一方で**右脳は、さまざまな情報が同じようにプカプカと浮かんでいる「並列思考」の脳**です。だからその情報を自在に組み合わせることで、柔軟な発想が生まれます。

つまり、**行き詰まったときや何か危機が起きたときなどに、局面を打開する新たな考えを生み出しやすい**のです。

何が起こるかわからない、これまでの常識とはかけ離れた事態に陥る可能性が少なくない今、左利きは社会に強く求められていると知っておいてほしいのです。

「左脳」をもっと鍛える脳トレ

毎日「"To Do"リスト」をつくる

左利きが左脳を鍛えるためには、とにかく思ったことを言語化する習慣を持つことが重要です。

まずは1日の始まりに「"To Do"リスト」をつくりましょう。

朝起きて身支度をすませたあと、その日にやるべきことをリストアップし、時間別に並べていきましょう。

リストを作成するのは「10分間」と決めて、時間内に作成するようにしてください。

昨日までとその日の状況を見極めてやるべきことをリストアップ、そして、実行するために何をどう準備するのかなど、順序立てて言葉で考えることで集中して左脳を働かせることができます。

また「〝To Do〟リスト」は、できれば、手帳にある枠や決まった大きさの紙に、書き出すといいでしょう。

ある程度の制約がある中で端的に言葉をまとめる作業が、左脳の思考系脳番地を活性化させます。

日記をつける

朝、起きたら「〝To Do〟リスト」をつくる一方で、夜寝る前には日記をつけてみましょう。

日記をつけるときも、パソコンやスマホのメモ帳ではなく、あえて紙に書き出すのがポイントです。

ペンを使って手を動かすことで、左脳の運動系脳番地や視覚系脳番地が活性化されます。

毎日、その日の〝ToDo〟、起きたできごと、それについてどう感じたか、明日からはどうしたいかなど、思いつくままに書き出してみてください。

その日にあったことを思い出そうとすることで、記憶系脳番地が刺激されます。

そして書いた文を、翌日の日記を書く前に読み返してみるのです。

すると、

「同じことばかり繰り返して書いているな」

「これじゃ、何が言いたいかわからないかも？」

などと、客観的に振り返ることができるでしょう。

自分で自分の書いたものを毎日読み「もう少し、わかりやすく書くにはどうしたらいいか」を3分でいいので考えてみてください。

そうすることで、よりよい言葉の選び方や話の順番が身についていきます。

また、日記を読み返しながら、新しい知識や面白い体験など「誰かに伝えたい」と思うことがあれば「もし人に伝えるとしたらどうまとめればいいか」も考えて書き出してみるといいでしょう。

そのひと手間が、左脳の理解系、伝達系などの複数の脳番地を同時に刺激してくれます。

移動時間にはラジオを聴く

通勤やどこかに移動するときは、スマホでSNSや動画ばかり見るのではなく、ときにはラジオを聴いてみてください。

実は、**スマホでいくらテキストを読んだり動画を見たりしても、脳の「体験」にはなりづらい**ことがわかっています。

スマホから得られる情報は、どうしても受け身になってしまうため、脳への刺激が少なくなるからです。

また、スマホを持ってじっと下を向いていると、眼球が動かず視野が狭くなります。

その状態では、視覚系脳番地への刺激も限定的で、脳はほとんど活性化されないのが実状です。

その点、ラジオを聴いて耳から入る言葉だけで話を理解しようとすると、聴覚系、理解系だけでなく、記憶系脳番地も働かせることが実験の結果からわかっています。**継続的にラジオを聴くことで、幅広い左脳の脳番地を成長させることができます。**

私自身もラジオに挑戦しようと考え、２０２１年の5月からインターＦＭ８９７のラジオ番組のパーソナリティーを始めています。ぜひ、読者の皆さんにも「脳活性ラジオ Ｄｒ．加藤 脳の学校」をお聞きいただき、脳番地を強化していただきたいです。

ブログやSNSで発信する

「〝To Do〟リスト」や日記を書くことに慣れてきたら、ブログやSNSを使い、自分の考えを発信してみるのも、左脳を鍛えるのに非常に効果があります。

コンテンツは、趣味でも仕事のやり方でも、自分が興味のあるものであれば続けやすいでしょう。

自分の言いたいことを明確にし、不特定多数の人に正確に伝えようとすることで、左脳の思考系や伝達系の脳番地がフル回転します。

左脳の思考系が鍛えられると、ものごとを考えて決断したり、計画したりする能力が高まります。

すると「なかなか決められない」「2つ以上のことを同時にこなせない」「やるべきことに追われて疲弊する」などの状態が改善されていきます。

また伝達系が活性化することで「会話が続かない」「説明がわかりにくいと言わ

れる」などの左利きにありがちな悩みが解消されていくでしょう。

外国語を勉強する

外国語を学ぶのは、左脳の多くの脳番地を複合的に成長させる最も効果的な方法の一つだと言えます。

まず、単語の意味を覚え、思い出すために記憶系を使います。

次に、感情系や思考系を活動させて文章をつくり、運動系を用いて書いたり話したりします。

そして伝えたい考えや思いを順序立てて整理し、これらの脳番地を統括して働かせるのが伝達系です。

テキストなどを使い自分で勉強するだけでも、左脳のこれだけの脳番地をフル稼働させています。

さらに直接、講師に学ぶ機会があれば、一言一句、もらさずに聞こうとすることで聴覚系も活性化しますし、言葉にならないニュアンスを察しようと視覚系も働かせることになります。

それぞれの脳番地を鍛えることを意識して、外国語を学ぶのであれば、

- **思考系、伝達系、運動系　↓外国語で文章を書く**
- **聴覚系、視覚系　↓外国語のビデオや映画を見る**
- **理解系、視覚系、伝達系、記憶系　↓外国語の本やウェブサイトを読む**
- **感情系、伝達系、運動系　↓外国語で感情を込めて話をする**

などがいいでしょう。

あえて不慣れなこと、「苦手だな」と思う方法に挑戦してみましょう。

そうすることで、未発達な脳番地が刺激されて、左脳が総合的に発達していきます。

左利きだからこそできる仕事とは？

この本の初めに、私は「脳の中を長所短所、適職までしっかりMRI脳画像診断ができる世界で初めての脳内科医になった」話をしました。

これは左利きだったからこそ最終的にたどり着いた最適なポジションなのではないかと思っています。

患者さんの脳画像診断をすると、「何十年も一緒にいて、私のことを見てくれていたみたいです」と言われることがよくあります。

私は何年、何十年もかけて、脳の細かな状態の違いからそれぞれの人生経験や生活習慣を読み取ることができるようになりました。

これも左利きで、見たものを瞬時にとらえて理解する右脳を活性化していたからこそ、できるようになったのだと思っています。

私は、たとえ分野は違っても、左利きは自分の専門分野を持つと活躍しやすくなるのではないかと考えます。

左利きは、決まったルーティンの仕事をしていると、どうしても「これは、もう少しこうやったほうがいいのでは?」「こんなことが足りないかもしれない」などといろいろなアイデアが浮かんできてしまいます。

型どおりに言われたことだけを行うのが苦手だとも言えるでしょう。

しかし、それを「ワガママ」だとか「自分勝手」だと受け取られてしまうと、仕事がやりづらくなります。

でも、せっかく浮かんだアイデアなのですから「自分はこう思う」という言い方ではなく「こうすれば、もっとみんなの仕事がラクになる」といった、まわりの利益も考えた伝え方をすれば、受け入れてもらえるでしょう。

たとえ書類の整理でも、左利きは「整理のプロフェッショナル」になれば活躍できます。

おわりに――左利きも右利きも、脳の違いを知ればうまくいく

この本では、左利きに特化して、脳の構造やメカニズムについて詳しく説明してきました。

同じ人間なのにこれほどまでに違うとは、右利きはもとより、左利き自身も知らなかったでしょう。

能力の違いは、脳の働きの優劣が決めるわけではありません。

脳の仕組み、使い方がそもそも異なるのですから、右利き、左利きで発揮できる才能が違うのはあたりまえです。

私がこの本で最もお伝えしたいのは、左利きのすごさに加え「違いがあるのはあたりまえ」ということです。

左利きと右利きはもちろん、男性と女性、上司と部下、そしてたとえ同性同士でも一人一人異なる個性を持っています。

私はこれまで、1万人以上の方の脳の画像診断をしてきましたが、一人としてまったく同じ脳を持った人はいませんでした。

「同じ人間」だから、「同じ日本人」だから、「同じ学校に通っている」から、そして「同じ仕事をしている」からといって、みんなが自分と同じように考え、同じプロセスで行動に移しているとは限らないのです。

人はみんな、違っていることが前提にあれば、引け目を感じたり、反対に見下したりすることなく、差異を知ろうとするでしょう。

そうした気持ちがあれば、世の中に起きる人間関係の問題の多くは解消するのではないでしょうか。

また、人が考え、行動するのは脳から始まります。

脳科学の研究を通じて、人間の脳は一生を通じて成長することがわかっています。

おわりに

自分の脳を知り、思いどおりの力を発揮できる脳づくりをしていけば、誰もが自分なりの個性を活かした豊かな人生を歩むことができるでしょう。

世の中で「マイノリティ」である左利きに、効果的に脳を育て、願う人生を送ってもらいたいと心から思っています。

左利きは右利きよりも自分の内面を観察する力が育ちやすいと思います。
自分自身を観察する力こそ、脳を伸ばす力です。
左利きのピンチは人生への大きなチャンスです。
本書が、選ばれた左利きの読者に、人生の大きな飛躍と希望のお役に立てれば幸いです。

加藤プラチナクリニック院長・脳内科医　加藤俊徳

参考文献

[1] Ghirlanda S, Vallortigara G. The evolution of brain lateralization: a game-theoretical analysis of population structure. *Proc Biol Sci*. 2004;271(1541):853-857. doi:10.1098/rspb.2003.2669

[2] McManus IC. Bryden MP. The genetics of hand- edness and cerebral lateralization. In *Handbook of neuropsy- chology*, vol. 6 (ed. I. Rapin & S. J. Segalowitz), pp. 115–144. 1992 Amsterdam: Elsevier.

[3] Knecht S, Dräger B, Deppe M, Bobe L, Lohmann H, Flöel A, Ringelstein EB, Henningsen H. Handedness and hemispheric language dominance in healthy humans. Brain. 2000;123 Pt 12:2512-8. doi: 10.1093/brain/123.12.2512. PMID: 11099452.

[4] Trinkaus E Churchill S E & Ruff C B Postcranial robusticity in Homo. II. humeral bilateral asymmetry and bone plasticity. Am. J. Phys. Anthropol. 1994; 93, 1-34. (doi:10. 1002/ajpa.1330930102)

[5] Fox, C. L. & Frayer, D. W. Non-dietary marks in the anterior dentition of the Krapina neanderthals. Int. J. Osteoarchaeol. 1997 7, 133-149. (doi:10.1002/(SICI)1099- 1212(199703)7:2!133::AID-OA326O3.0.CO;2-4)

[6] Dijksterhuis A, Bos MW, van der Leij A, van Baaren RB. Predicting soccer matches after unconscious and conscious thought as a function of expertise. Psychol Sci. 2009; 20(11):1381-7. doi: 10.1111/j.1467-9280.2009.02451.x.

[7] Babiloni C., Vecchio F., Cappa S., Pasqualetti P., Rossi S., Miniussi C. Functional frontoparietal connectivity during encoding and retrieval processes follows HERA model. A high-resolution study. *Brain Res. Bull*. 2006;68:203-212. doi: 10.1016/j.brainresbull.2005.04.019.

[8] Siengthai B., Kritz-Silverstein D., Barrett-Connor E. Handedness and cognitive function in older men and women: A comparison of methods. J. *Nutr. Health Aging*. 2008;12:641-647.

[9] Propper R.E., Christman S.D., Phaneuf K.A. A mixed-handed advantage in episodic memory: A possible role of interhemispheric interaction. *Mem. Cognit.* 2005;33:751-757. doi: 10.3758/BF03195341.

[10] Loprinzi PD, Franklin J, Farris A, Ryu S. Handedness, Grip Strength, and Memory Function: Considerations by Biological Sex. *Medicina* (*Kaunas*). 2019;55(8):444. doi:10.3390/medicina55080444

[11] Damasio H, Grabowski TJ, Tranel D, Hichwa RD, Damasio AR A neural basis for lexical retrieval. Nature 1996; 380: 499–505.

[12] Choo AL, Chang SE, Zengin-Bolatkale H, Ambrose NG, Loucks TM. Corpus callosum morphology in children who stutter. J Commun Disord. 2012; 45(4):279-89. doi: 10.1016/j.jcomdis.2012.03.004.

[13] radiko ホームページ「ラジオを聴き続けると脳が成長することを世界で初めて実記（株式会社脳の学校調べ）」
https://radiko.jp/rg/lab/brain/

［著者］
加藤俊徳（かとう・としのり）
左利きの脳内科医、医学博士。加藤プラチナクリニック院長。 株式会社脳の学校代表。昭和大学客員教授。発達脳科学・MRI脳画像診断の専門家。脳番地トレーニングの提唱者。14歳のときに「脳を鍛える方法」を求めて医学部への進学を決意。1991年、現在、世界700カ所以上の施設で使われる脳活動計測fNIRS（エフニルス）法を発見。1995年から2001年まで米ミネソタ大学放射線科でアルツハイマー病やMRI脳画像の研究に従事。ADHD（注意欠陥多動性障害）、コミュニケーション障害など発達障害と関係する「海馬回旋遅滞症」を発見。帰国後は、独自開発した加藤式MRI脳画像診断法を用いて、子どもから超高齢者まで1万人以上を診断、治療を行う。「脳番地」「脳習慣」「脳貯金」など多数の造語を生み出す。InterFM 897「脳活性ラジオ Dr.加藤 脳の学校」のパーソナリティーを務め、著書には、『脳の強化書』（あさ出版）、『部屋も頭もスッキリする! 片づけ脳』（自由国民社）、『脳とココロのしくみ入門』（朝日新聞出版）、『ADHDコンプレックスのための“脳番地トレーニング”』（大和出版）、『大人の発達障害』（白秋社）など多数。
・加藤プラチナクリニック公式サイト　https://www.nobanchi.com/
・脳の学校公式サイト　https://www.nonogakko.com/

1万人の脳を見た名医が教える
すごい左利き
――「選ばれた才能」を120%活かす方法

2021年9月28日　第1刷発行
2022年1月14日　第8刷発行

著　者――加藤俊徳
発行所――ダイヤモンド社
〒150-8409　東京都渋谷区神宮前6-12-17
https://www.diamond.co.jp/
電話／03･5778･7233（編集）　03･5778･7240（販売）

ブックデザイン―石間淳
イラスト――毛利みき
製作進行/DTP－ダイヤモンド・グラフィック社
校正――――鷗来堂
印刷／製本―勇進印刷
編集協力――塩尻朋子
編集担当――吉田瑞希

ISBN 978-4-478-11139-0